山西學院中醫辦法議

醫平令教育科文曰人為國家醫學為發育人賴保漳人命之
必要是以先進諸國無不以醫學為首務而特重視之我國雖
新多年而醫學進步獨後鄙人自來政以未調查所及人類之
死於無醫方誤於庸醫而死者不知凡幾國人類之大悲實學
術之缺点所起雖者學習中醫乎學習西醫乎學習中醫則既
無專精之教員又無有統系之學術西醫則盡舍己從人難造
普及之勢料且歷年以未觀中醫之通於治中人者甚多特少
分科研究亦以不學無術者濫竽充數以致誤人也今拟以西
醫之精神改進中醫之學術特設專校分科研究學生按屆保
送學歲而後歸庵服務以期普及希誐科妥於辦法送呈核奪
知事窩喜數千年黃岐絕學將有復明於世之希望也豈非盛

上山西督軍兼省長閻公書

昨以鼠疫叅生具陳管見以此症係中氣虛肺氣逆脈象必虛
不可服叅汗瀉下寒凉等藥近日細閱閩於疫症報章一則曰
西醫研究無法治再則曰中醫尚無把握又曰服雷擊散甚效
又曰服雷擊散不效昨讀洗心社印叅藥方並述病情曰其症
皆熱無寒赤眼叅頤項腫頸結核咳嗽無非熱毒迎血所致
而不及於脈象夫赤眼叅頤項腫頸張咳嗽皆為肺氣上逆之
症已明白無疑結核則中氣虛枉血脈壅結不散故核見耳此
論閩係枉大之處即在皆熱無寒無非熱毒一語使果皆熱無
寒從来只有中虛氣脫致死最速斷無病熱症而死速者即係
熱症則清热之藥甚多何以服之亦不見效承祖以為此病要

彭子益

评注《四圣心源》

彭子益 著

张宗祥 整理

中国健康传媒集团

中国医药科技出版社

内容提要

　　《四圣心源》是黄元御一生之大成，该书理、法、方、药论述极为全面，书中所载各方，多为治本之方，其弟子陕西名医麻瑞亭更以书中下气汤扬名于世。因黄元御学说稍有矫枉过正，彭子益特别重视其中的偏过之处，对书中所列各方给予了注解与评点，以发前人未尽之意，使其更趋完美。本书可供中医科研人员、中医临床工作者、中医爱好者参考学习之用。

图书在版编目（CIP）数据

　　彭子益评注《四圣心源》/彭子益著；张宗祥整理 . —北京：中国医药科技出版社，2017.1

　　（古中医传承书系. 方药篇）

　　ISBN 978 - 7 - 5067 - 8660 - 7

　　Ⅰ.①彭⋯　Ⅱ.①彭⋯②张⋯　Ⅲ.①中医典籍 – 中国 – 清代②《四圣心源》—注释　Ⅳ.①R2 – 52

　　中国版本图书馆 CIP 数据核字（2016）第 195176 号

美术编辑　陈君杞
版式设计　麦和文化

出版　**中国健康传媒集团** | 中国医药科技出版社
地址　北京市海淀区文慧园北路甲 22 号
邮编　100082
电话　发行：010 – 62227427　邮购：010 – 62236938
网址　www. cmstp. com
规格　958 × 650mm $\frac{1}{16}$
印张　10 $\frac{3}{4}$
字数　119 千字
版次　2017 年 1 月第 1 版
印次　2024 年 2 月第 7 次印刷
印刷　大厂回族自治县彩虹印刷有限公司
经销　全国各地新华书店
书号　ISBN 978 - 7 - 5067 - 8660 - 7
定价　**36.00 元**

获取新书信息、投稿、为图书纠错，请扫码联系我们。

出版者的话

　　"古中医"这个名词，真正被人们所熟知，应源于清代彭子益的《圆运动的古中医学》，此书秉承《内经》要旨、仲景心法，以医易河图理论和中气升降理论，将中医辨证论治、理法方药的各个环节，剖析得头头是道，简明易懂，对后学者启悟匪浅。当代著名已故老中医李可先生生前对该书推崇备至，并用十余年的时间，多次亲赴广东、广西等地，收集、整理出版了彭子益遗书《圆运动的古中医学续集》。在一次学术会议上，有位记者问他是不是火神派，李老说：我没有创什么派，只是回到汉代以前的中医之路，一定要冠一个名字，就用彭子益的"古中医"吧！

　　"古中医"的概念自此为中医界乃至国人所逐步熟悉，复兴古中医，还中医治病之本色成了中医界的一个共识。本丛书的策划编辑也因此萌生了出版一套《古中医传承书系》的念头，后经与李可老先生的拜师弟子张宗祥老师详谈请教后，坚定了丛书的出版决心，并在"李可中医药学术流派国家传承基地"主任吕英教授及其师弟张宗祥老师指导下，对丛书的入选分册进行了初步筛选和确定。在此，谨对张宗祥老师和吕英老师所提供的无私帮助表达深深的谢意！

1

　　《古中医传承书系》目前分为四篇：经典篇、医理篇、伤寒杂病篇和方药篇。每一篇精选了大家所共识、李可推崇的古中医代表医家的经典医著。首先推出的医理篇，包括《医理真传》（郑钦安）、《医法圆通》（郑钦安）、《四圣心源》（黄元御）和《圆运动的古中医学》（彭子益）。继医理篇后，现推出方药篇，包括《长沙药解》（黄元御）、《玉楸药解》（黄元御）、《彭子益评注〈四圣心源〉》（彭子益）、《经证证药录》（王继志）和《伤寒论类方汇参（李可批注版）》（左季云）。

　　意有千意，理只一条，古中医理论是中医理论的王道之法，古中医扎根于中华传统文化，有其自身独特的理论体系和辨证思维。尽管中医传承之路漫长而曲折，但无法阻挡莘莘学子对古中医的推崇与热爱。本丛书属于开放式丛书，希望在古中医的传承之路上，能够薪火相传，永不停息。

中国医药科技出版社
2016 年 7 月

序

　　《医学丛谈》一书，共分十卷，是民初著名中医学家、中医活动家彭子益先生在山西讲授中医学知识时所编撰的中医系列教材。由于彭子益当时所处的社会环境所限，使该套丛书没有得到很好的流传与保存，鉴于当时的情况，其印刷数量也极其有限。目前国内各大图书馆均没有收藏，仅在天津中医药大学图书馆存有该书书名，而没有实物。恩师李可在世之时曾多次赴广西等地搜寻彭子益遗书，足迹遍及大半个中国，后来整理出版了《圆运动的古中医学续集》，在中医界影响颇大，该套丛书却一直没有踪迹，他在世之时，时常叮嘱要注意收集彭子益先生的著作，并尽快将其公诸于世，为后来的中医学子提供可靠的理论学习书籍。

　　一个偶然的机会，友浩杰告知有人在出售这套丛书，遂于乙未年八月二十三日赴河南漯河查看。当我看到这本书时，心情极为激动，特别是在第四卷末看到了彭子益先生上督军书（附于后）后，即可断定为彭子益遗书无疑，于是重金购得。

　　彭子益为清末民初著名的中医大家，他不仅为人诊病，更重要的是他关心中医的存亡与发展，他所处的年代正是中西文化碰撞，特别是中医西医碰撞之时，中医生存与发展面临着极大的压力，有识之士纷纷愤而抗争。彭子益先生冷静思考，博览群书，博采众长，集思广益，从黄元御的思路中理清了古中医学的理论基础，首先编写了《医学丛谈》一书作为培养中医学子的教材，为日后《圆运动的古中医学》的成书奠定了扎实基础，为将来的中医学子能尽快地掌握中医理论开辟了一个新思维。西医学的传入，彭子益并没有完全排斥，而是借鉴了西医的长处，取长补短，第一个提出了建中医医院来培养中医学生的思路，而且规划了培养的三期方案，这些建议对如何培养中医学生，直到今天仍然有着极大的指导意义。

彭子益提出了中医理论的传承和中医人才的培养模式，厥功甚伟。彭子益不但是理论家而且是实干家，他不分贵贱一视同仁，把解决患者疾苦放在第一位，对自己的安危丝毫没有顾及，特别是山西介休等地发生鼠疫之后，彭子益积极上书要求到疫区一线救治病人，在当时的条件下，没有现在所谓的防护而往疫区，几乎是自寻死路，而彭子益先生实实在在地做了，而且是当时被认为最先进的西医定论为无法治的一种疾病，彭子益以天人一体的圆运动理论详细分析鼠疫的病因和防治方法，文中尽透大医风范，特列彭子益手书三篇附录后，以供大家品味。

大医精诚，以德为先，彭子益先生所作所为当为医者楷范。

古中医学自四圣以后千年来一直处于断层与散落状态，直到乾隆年间昌邑才子黄元御因目疾而为庸医所伤，毁目残疾后弃文从医，凭借其深厚的文学修为功底，博古通今，融会贯通，一生著作多达13 部，理清了古中医学的真正含义，将倒塌千年的中医阁楼重新建立（彭子益语），基本还原了古中医学的真实面目，开启了古中医学理论的延续和传承先河。彭子益慧眼识珠，承黄元御学说，著《圆运动的古中医学》一书，以更加通俗易懂的语言将古中医学的理论再加以诠释，在社会动荡、中医备受排挤和欺辱之时，掀起了古中医学复兴的序幕，为古中医学的传承起到了承上启下的重要作用。

序

当代大医李可先生逆境学医，尊经重典，承彭子益思想学说，以天人一体为重，顾肾气，保胃气，屡起沉疴于须臾之间，以真实的疗效展现了古中医学的神奇，验证了古中医学生生不息的可重复性与实用性，他是四圣之古中医学理论的扎实实践者。他虽已经去世近三年，但追随他脚步的中医学子们却越来越多，究其原因，则是古中医学的神奇疗效给国人带来的对民族文化、中医文化的信心与敬畏。

《四圣心源》是黄元御一生之大成，该书理、法、方、药论述极为全面，所列杂病各方，多为治本之方，其弟子陕西名医麻瑞亭就以书中下气汤而扬名于世。因黄元御学说稍有矫枉过正，彭子益特别重视其中的偏过之处，对书中所列各方给予了注解与评点，以期使其更加完美。彭子益列《四圣心源》方解在《医学丛谈》之第八卷，也就是本书的主要内容，因其注重的是方解，而直接从《四圣心源》卷四而始，起始天人解、六气解、脉法解在《医学丛谈》十卷中另有说明。

意有千意，理只一条，古中医理论是中医理论的王道之法，自四圣以后，有黄元御感四圣之千年传音著医书 13 种传于后世；郑钦安悟天人一体著郑氏三书明坎中真阳为人体立命之本；彭子益著《圆运动古中医学》，使得古中医理论更加易懂易学；王继志承四圣之学，参黄元御长沙药解，排比伤寒、金匮 244 方，以药解方，中无杂学，著《经证证药录》传世；恩师李可老中医深谙古中医学之原理，突破中医自唐朝断层后所形成的各种禁锢，破格用药，留急危重症专辑以证古中医学之理，有他们老一辈的不懈努力与奋斗，给我们留下了宝贵的财富，尽管复兴中医的道路在今后会有更多困难曲折，也不会阻挡更多的热爱民族文化、尊崇古中医的莘莘学子薪火相传，永不停息。

活人救命之书，不可独藏，更何况师命在先，在购得这套书后，遂夜以继日，仔细校对，以期尽快与读者见面。但由于年代久远，加之藏书者不知保护之法，丛书中多有破损，惟卷八保存最为完美，且《四圣心源》集理论性与实用性于一体，是黄元御一生之大成，中医界多予以极大的关注，因此首先整理了第八卷，奉于读者，其他诸卷将尽快校对整理出版，以完善古中医学理论体系。

受当时的条件限制，彭子益先生的很多手稿没有完整的得以保存，在全国各地都有散落。因此收集先生的论著就如沙里寻金，但有所得立即公之于世。在本书后附录先生在山西讲课时的一些心得，包括先生常用的十三个方剂和三个日常的养生保健方法，其中所列的遗精方和调经方妙用无穷，可细思之。先生一直倡导天人一体的理念，在文后所附的方子中，也是尽量以食疗治法来解决常见问题，从先生的十三方和对天、地、人五行的解释可以初窥先生的治学理论，附于书后供读者细细体会、琢磨，以期领会先生的学术思想。

仓促之间，难免有诸多不足，希读者提出宝贵意见。

张宗祥
乙未年十月于济水之源

总　　论

　　中医的真理，到了唐朝以后，杂乱沦亡至于今日，就如黄帝、岐伯、越人、仲景四位圣人，修造的一座精致楼阁，唐朝以后就完全倒了，历代医学名家著书立说，总想将这已倒的精致楼阁建立起来，恢复原状。哪知这些名家都不知道这楼阁的基础在哪里，中柱在哪里，正梁在哪里，与那门、窗户、壁在哪里，益翻益乱，总建立恢复不起来，这是想建立恢复的人不知头绪的缘故。

　　论个人著述，寻不着头绪，本来难怪，独怪前清乾隆年间，召修医宗金鉴，以国家的力量，合全国的人才，经年累月，费款无算，告成之后，不过采取古今见效之方书，分类编辑而已，而与四圣相传之真理并不能说出所以然，并无系统可一贯下去，并不能作教科书之用。当时同修医宗金鉴的人才，可谓多矣，于后学仍无补益，是当时从事的人，也是不知头绪之故，不知头绪所以不敢乱说，这也是政府办事审慎的意思，不比个人著述得逞己意也，可见知道中医真真医理的书，实在无有也。惟有前清黄坤载先生所著医书八种，将黄帝、岐伯、越人、仲景四圣的医理，明明白白地揭出，就如那四圣修造的精致楼阁，自唐朝而后倒塌至今，那些名家要想建立起来恢复原状，有将那中梁做成地脚枋的，有将中柱做成檐柱的，有将窗户的料子做成门的，不惟建立不起来，恢复原状不出来，反将原来的基础、原来的好料子弄得寻不出来了。而黄氏独能将倒塌多年的精致楼阁仍然建立起来，将檐柱恢复出来，不过是用力过猛，建立恢复得有些些偏而已，如今只要将他的偏处补上一补，那就正了。黄帝、岐伯、越人而后，幸而有仲景，仲景之后，幸而有黄氏，不然中医真理如何至今尚存在也？

不知黄氏之学者，都说前清四库不收其书，且多诟病其书者，书不可为法，此另是一个问题。办四库书的人员哪有高深的医学见识，能够判断黄氏书的是非？那诟病黄氏者，何尝能说得出个所以然也。兹将黄氏杂病根原逐方加以按语，将偏处补正，根着系统。学者要知黄氏重在根原，根原者，病本也。黄氏偏重病本，其失之偏处多在病标。本寒者标多热。治其本寒者须审其有无标热而定其缓急先后，则万无一失矣。

彭子益　述

目录

劳伤解

中气

脾为己土，以太阴而主升；胃为戊土，以阳明而主降。升降之权，则在阴阳之交，是谓中气。胃主受盛，脾主消化，中气旺则胃降而善纳，脾升而善磨，水谷腐熟，精气滋生，所以无病。脾升则肾肝亦升，故水木不郁，胃降则心肺亦降，金火不滞。火降则水不下寒，水升则火不上热。平人下温而上清者，以中气之善运也。

中气衰则升降窒，肾水下寒而精病，心火上炎而神病，肝木左郁而血病，肺金右滞而气病。神病则惊怯而不宁，精病则遗泄而不秘，血病则凝瘀而不流，气病则痞塞而不宣。四维之病，悉因于中气。中气者，和济水火之机，升降金木之轴，道家谓之黄婆，婴儿姹女之交，非媒不得，其义精矣。医书不解，滋阴泻火，伐削中气，故病不皆死，而药不一生。盖足太阴脾以湿土主令，足阳明胃从燥金化气，是以阳明之燥，不敌太阴之湿。及其病也，胃阳衰而脾阴旺，十人之中，湿居八九而不止也。

胃主降浊，脾主升清，湿则中气不运，升降反作，清阳下陷，浊阴上逆，人之衰老病死，莫不由此。以故医家之药，首在中气。中气在二土之交，土生于火而火死于水，火盛则土燥，水盛则土湿。泻水补火，扶阳抑阴，使中气轮转，清浊复位，却病延年之法，莫妙于此矣。

黄芽汤

人参三钱　甘草三钱（炙）　茯苓二钱　干姜二钱

煎大半杯，温服。

中气之治，崇阳补火，则宜参、姜，培土泻水，则宜甘、苓。

其有心火上炎，慌悸烦乱，则加黄连、白芍以清心。肾水下寒，遗泄滑溏，则加附子、川椒以温肾。肝血左郁，凝涩不行，则加桂枝、丹皮以舒肝。肺气右滞，痞闷不通，则加陈皮、杏仁以理肺。

四维之病，另有专方，此四维之根本也。

中气黄芽汤按语：

按中气在二土之间，火生于土。中气虚者，固应温补火土，但中气左旋右转，左旋生阳，右转生阴，阴阳本是平的，若是阴虚的中虚，此方便不相宜。干姜、炙草、党参偏助阳气，阴气必益加消减了，盖助阳之药必伤阴也。

人身左为阳道主升，右为阴道主降。若助阳伤阴，阴气不足，降气不行，身右之经络腠理、血脉津液，必日渐干枯，人身遂成偏枯之体。阴不养阳，升多降少，肝木之气上冲，胆木之气不降，必病中风、吐血、遗精、咳喘、眩晕等病。服此方后，胸腹热胀者，便是身右阴气偏虚之象。黄氏此方，只可定为湿寒偏旺、阳弱中虚之方。若是并无湿寒阴弱中虚，左半升气必定偏旺，宜重用山药、糯米、薏苡、辽沙参、白糖大补肺胃以助降气，以配太过之升气，升降平匀，中气自足。

阳弱中虚的脉，浮小虚大，或左大右小，或尺大寸小。阴弱中虚的脉，则多细数沉涩，或右大左小，或寸大尺小。凡阳虚、阴虚，中气必虚。医家治病处方，非学有系统，阅历又多，皆有偏处。偏于用热药者，扶阳伤阴，遗祸在日后；偏于用寒药者，助阴灭阳，火败土崩，轻病加重，重病致死，遗祸在目前也。（沙参分两种：体松有孔，质肥色白者利水力多，补肺气力小；补肺气者须体坚无孔，质细色黄者，此种名曰辽沙参，亦名苏条参）

黄芽汤，干姜补火除湿，旋转力甚捷，炙草补益火土，性极壅滞，阴虚则阳气不足，甚嫌壅滞。故阴虚之家，炙草亦不相宜，党参亦不宜于阴虚之家者，因阴虚则经络干涩，补气则气行不通，故发胀也。山药、辽沙参皆大补肺胃降气，糯米、薏苡补肺胃生津液，白糖甘能养土，其性疏利不壅，故宜于阴虚之家。炙草所以热者，因壅故也。

阴阳

中气升降，是生阴阳，阴阳二气，上下回周。阴位于下，而下自左升，则为清阳；阳位于上，而上自右降，则为浊阴。清阳生发于木火，则不至于下陷；浊阴收藏于金水，则不至于上逆。清气之不陷者，阳嘘于上也；浊气之不逆者，阴吸于下也。浊气不逆，则阳降而化阴，阳根下潜而不上飞；清气不陷，则阴升而化阳，阴根上秘而不下走。彼此互根，上下环抱，是曰平人。而清气之左升，赖乎阴中之阳生，阳生则浮动而亲上，权在己土；浊阴之右降，赖乎阳中之阴生，阴生则沉静而亲下，权在戊土。戊己升降，全凭中气，中气一败，则己土不升而清阳下陷，戊土不降而浊气上逆，此阴虚、阳虚所由来也。

阴虚

阴盛于下而生于上，火中之液，是曰阴根。阴液滋息，爰生金水。阴性沉静，其根一生，则沉静而亲下者，性也，是以金收而水藏。而金水之收藏，全赖胃土之降，胃土右降，金收于西而水藏于北，阳气蛰封，此木火生长之根本也。胃土不降，金水失收藏之政，君相二火泄露而升炎，心液消耗，则上热而病阴虚。

人知其金水之亏，而不知其胃土之弱。胃以阳体而含阴魄，旺则气化而阴生。以气统于肺而实化于胃，肺气清降而产阴精，即胃土之右转而变化者也。是宜降肺胃以助收藏，未可徒滋心液也。

地魄汤

甘草二钱（炙）　半夏三钱（制）　麦冬三钱（去心）　芍药三钱　五味子一钱（研）　元参三钱　牡蛎三钱（煅，研）

煎大半杯，温服。

水为阴，而阴生于肺胃，胃逆而肺金不敛，君相升泄，则心液消亡，而阴无升化之原。麦冬、芍药，双清君相之火，半夏、五味，降摄肺胃之逆，元参清金而益水，牡蛎敛神而藏精。

若热伤肺气，不能化水，则用人参、黄芪，益气生水，以培阴精之原。此补阴之法也。

阴虚地魄汤按语：

按阳生于子，阴生于午，子位于下，午位于上，胆肺胃三经由上降而下行，降则阴生。故补阴之法，须养中而降胃、降胆、降肺也。

阳虚

阳盛于上而生于下，水中之气，是曰阳根。阳气长养，爰生木火。阳性浮动，其根一生，则浮动而亲上者，性也，是以木生而火长。而木火之生长，全赖脾土之升，脾土左升，木生于东而火长于南，纯阳之位，阴气萌滋，此金水收藏之根本也。

脾土不升，木火失生长之政，一阳沦陷，肾气渐亡，则下寒而病阳虚。

人知其木火之衰，而不知其脾土之弱。脾以阴体而抱阳魂，旺则血生而神化。以血藏于肝而实生于脾，肝血温升，而化阳神，即脾土之左旋而变化者也。是宜升肝脾以助生长，不止徒温肾气也。

天魂汤

甘草二钱　桂枝三钱　茯苓三钱　干姜三钱　人参三钱　附子三钱

煎大半杯，温服。

火为阳，而阳升于肝脾，脾陷而肝木不生，温气颓败，则阳无生化之源。脾陷之根，因于土湿，土湿之由，原于水寒。甘草、茯苓，培土而泻湿，干姜、附子，暖脾而温肾，人参、桂枝，达木而扶阳。

若肝血虚弱，不能生火，则用归、地、首乌，以培阳神之原。以火清则神发，血者，神魂之母也。

夫纯阳则仙，纯阴则鬼。阳盛则壮，阴盛则病。病于阴虚者，千百之一，病于阳虚者，尽人皆是也。后世医术乖讹，乃开滋阴之门，率以阳虚之人，而投补阴之药，祸流今古，甚可恨也。

阳虚天魂汤按语：

按阴生于午，阳生于子，午位于上，子位于下，肝脾肾三经由下升而上行，升则阳生。故补阳之法，须养中而升肝脾肾也。惟云病于阴虚者千百之一，病于阳虚者尽人皆是二语，则偏之甚也。黄氏因时医滋湿助寒之药以补水滋阴，将火土治败，火逆中虚，以致于死者甚多，其轻者亦成半死之人，欲救时医之偏，立言不免过激，将阴字与寒湿二字混而为一。

夫阴者下降之气，阳者上升之气；阴者收敛之气，阳者疏泄之气；阴者金水之气，阳者木火之气；阴者静气，阳者动气，分之为二气所分属，合之则为一气所廻周，一方也偏不得，双方不偏，然后中气得位。阴字之义并非湿寒二字之义。人身寒湿之气，不可偏多。寒多则热少，湿多则燥少。一多一少，便是病气。盖人身一温润之体，寒气与热气平则成温，湿气与燥气平则成润。是寒湿固不可增多，亦不可减少，减少则热气与燥气偏多，便难温润了也。

风、热、暑、湿、燥、寒六气，五行气也（火分君相，亦可曰六行）。人秉五行之气以生，人身原有此六气，六气平则和，偏则病故也。此就寒湿二字而谕，寒湿亦不可偏少，况阴气乎？学者须知黄氏抑阴之论，是因时医用寒湿药品以滋阴补水，反以灭火败土而言，并非谓阳当日长阴当日消，明白此意然后可读黄氏书，不为黄氏所误。

论阴阳之义，虽贵两平，本有重轻。阳者万物资始，阴者万物资生。生字自在始字之后，阴阳二气皆秉受于太阳，太阳升则生阳，太阳降则生阴，升降二气皆随太阳之旋转而成。土生于火，中气在二土之间，阳字应较阴字稍重。但阴虚之人，不宜再遇燥动之药也。人到四十岁以后，阴虚阳动者，千人之中不止八百，桂附干姜阳性之药，终须审慎用之。盖男人五八以后，女人五七以后，天癸衰，任脉闭，此常理也。黄氏非不知之，而曰阳宜扶阴宜抑，实将寒湿二字与阴字混合之故，不然《长沙药解》中，解薯蓣、半夏二味于阴气之义，言之精确，无以加炙，岂复忽又贱视阴气耶？

天魂汤无偏处，然须脉气不薄不细不数，方可用。如其脉气薄数、细数，则燥热之药不受，宜特缓进主义，姜桂附仅用数分，徐徐调理，或改用丸药较妥。

此方乃纯是阳虚、别无他病之方，若兼风木之邪，则金匮肾气丸较为相宜。地魄汤补阴之法固是正理，按其药性，系胃土逆而湿，肺金逆而燥，胆木逆而上炎。中气不足，降令不行，故阴气不生。若胃逆而不湿，半夏伤津，切不可用。若肺逆而不燥，元参、麦冬，生水滋湿，亦不相宜。若相火不旺，芍药苦寒，反败脾阳。若中气过虚，牡蛎寒涩，甚滞旋转，是宜本黄氏之法变通用药，轻用苏叶代半夏，重用山药、辽沙参代麦冬、元参、五味子，轻用柴胡代芍药，轻用炙草，重加白糖、粳米以补中生津。至于牡蛎，既非胆木横逆，不用为是。学者贵乎守经，尤贵达权，不仅读黄氏之书当如是，读仲景亦当如是。凡断一理，用一药，终须四方八面都要照顾。补阳之药防其燥，补阴之药防其湿。古人立方，所以示后人以理法之标准，后人不知会其理之通，以晓其法之变，死守不易之方，以治无定之病，治之不效，反来谤怨古人，非善学古人者也。凡病如非阳虚阴盛，即系阳盛阴虚。故于中气与阴阳三方，反复辩论，学者熟思有得，以下诸方，自知变化也。

阴脱

阳自右降，降于坎府而化浊阴，则又含阳气，是谓阳根。阳性温和而升散，阴气左升而不陷者，有此坎阳以辟之也。其升散之权，全在于脾，脾气不升，则精血驰走而阴脱。

二十难曰：脱阴者，目盲。目者，阳神所发，阳根于坎。坎水，阴也，而中抱阳气，坎阳温升，而生肝木。肝藏血而含魂，魂即血中温气之渐灵者。温化而为热，是魂化而为神。阳神发露，上开双窍，而为两目，目乃阳神所出入而游行也。阴脱者，阳根渐败，精血失藏，魂神不能发露，是以目盲。

凡人之清旦目盲者，是其阴气亡脱，定主死期不远。名为脱阴，而实以阳根之败。《素问》所谓目受血而能视者，亦是此理。后人不解经义，眼科书数千百部，悉以滋阴凉血，泻火伐阳，败其神明，以致眼病之家，逢医则盲。医理玄奥，非上智不解，乃以俗腐庸妄之徒，无知造孽，以祸生灵，可恨极矣！

乌肝汤

甘草二钱　人参三钱　茯苓三钱　干姜三钱　附子三钱（炮）　首乌三钱（蒸）　芍药三钱　桂枝三钱

煎大杯，温服。

阴脱乌肝汤按语：

按阴脱于阳，阳虚不能化阴则阴脱。干姜桂附温升下焦肝、脾、肾三经之阳，以培阴根，首乌、芍药收敛阴气，炙草、人参、茯苓补中扶土以助旋转升降之气。此方无偏处，但学者须知脱字与虚字不同，虚是本气虚，脱是根气脱，阴根在阳，所以宜补中扶阳也。

阳脱

阴自左升，升于离位而化清阳，则又含阴精，是谓阴根。阴性清肃而降敛，阳气右降而不逆者，有此离阴以翕之也。其降敛之机，全在于胃，胃气不降，则神气飞腾而阳脱。

二十难曰：脱阳者，见鬼。仙为纯阳，鬼为纯阴，人居阴阳之半，仙鬼之交。阳脱则人将为鬼，同气相感，是以见之。凡人之白昼见鬼者，是其阳气亡脱，亦将续登鬼录矣。

兔髓汤

甘草二钱　　人参三钱　　五味一钱　　半夏三钱　　龙骨二钱（煅，研）

元参三钱　　牡蛎三钱（煅，研）　　附子三钱

煎大半杯，温服。

阳脱则白日见鬼，阴脱则清旦目盲。阴阳既脱，无方可医。于其将脱之前，当见机而预防也。

阳脱兔髓汤按语：

按阳根于阴，阴虚不能化阳，则阳脱。元参、五味补降上焦肺经阴气，半夏补胃经降气，龙骨、牡蛎镇领胆经浮越阳气，炙草、人参、附子补中回阳，此方无偏处。

补降胆、肺、胃，所以培阳根也。补中气，助旋转也。于培阴补中之中，加用附子，以道其阳由阴化之气，自无脱阳之虑。阳脱病在不降，阴脱病在不升，此论阴阳互根之理，是进一步论法，能知阴阳互根之理，然后知二方之妙。

精神

神胎于魂而发于心，而实根于坎阳，精孕于魄而藏于肾，而实根于离阴。阴根上抱，是以神发而不飞扬，阳根下蛰，是以精藏而不驰走。阳神发达，恃木火之生长，而究赖太阴之升；阴精闭蛰，资金水之收藏，而终籍阳明之降，太阴阳明，所以降金水以吸阳神，升木火以嘘阴精者也。

阳明不降，则火金浮升，而神飘于上；太阴不升，则水木沉陷，而精遗于下。盖阳中有阴，则神清而善发；阴中有阳，则精温而能藏。脾陷则精不交神，胃逆则神不交精。阳神飞荡，故生惊悸，阴精驰走，故病遗泄。

阴升阳降，权在中气。中气衰败，升降失职，金水废其收藏，木火郁其生长，此精神所以分离而病作也。培养中气，降肺胃以助金水之收藏，升肝脾以益木火之生长，则精秘而神安矣。

神惊

神发于心而交于肾，则神清而不摇。神不交精，是生惊悸，其原由于胆胃之不降。

乙木上行，而生君火，甲木下行，而化相火。升则为君而降则为相，虽异体而殊名，实一本而同原也。相火之降，赖乎胃土，胃气右转，阳随土蛰，相火下根，是以胆壮而神谧。相火即君火之佐，相火下秘，则君火根深而不飞动，是以心定而神安。

胃土不降，相火失根，虚浮惊怯，神宇不宁。缘君相同气，臣败而君危，故魂摇而神荡也。阳神秘藏，则甘寝而善记，阳泄而不藏，故善忘而不寐也。

胃土之不降，由于脾土之湿，足阳明化气于燥金，性清降而收敛，金收而水藏之，故阳蛰于坎府。湿则胃土上郁，收令不行，故火泄而阳飞也。

火炎于上，肾水沉寒，阴凝气结，久而弥坚，历年增长，状如怀子，是谓奔豚。奔豚者，肾肝之阴气聚而不散者也。水寒木枯，郁而生风，摇撼不已，则心下悸动。悸见脐下，则根本振摇，奔豚发矣。奔豚上腾，侮土凌心，发作欲死，最为剧证。数年之后，渐而火败土崩，则人死矣。

大凡脾肾寒湿，无不有惊悸之证，惊悸不愈，必生奔豚积块。此皆中气亏损，阴盛阳虚之病也。庸工不解，以为心血不足，乃以归脾、补心之方，清凉滋润，助阴伐阳，百不一生，最可伤也。

少阳相火，其性甚烈，而惊悸之家，则阳败而火熄，非少阳之旺也。其相火极旺，如小建中、炙甘草两证，乃少阳伤寒将传阳明，故以芍药、生地，泻胆胃之躁热，内伤中此证颇少也。

金鼎汤

甘草二钱　茯苓三钱　半夏三钱　桂枝三钱　芍药三钱　龙骨二钱
牡蛎三钱

煎大半杯，温服。

惊悸之证，土湿胃逆，相火不藏，应用茯苓去湿，半夏降胃，桂枝达肝，芍药敛胆，龙骨、牡蛎，藏精聚神，以蛰阳根。阳降根深，则魂谧神安，惊悸不作矣。

其上热者，倍芍药以清胆火。下寒者，加附子以温肾水。

若病重年深，奔豚凝结，少腹气块，坚硬渐寒，此阴邪已盛。缓用附子。当燥土去湿，调其脾胃，后以温躁之药，熬膏贴之。详具奔豚证中。

神惊金鼎汤按语：

按此方无偏处。缓用附子，尤见周妥，但龙骨、牡蛎只宜惊发之时用二、三剂，多用则重坠伤中，不可不慎。此病之发，其来由必非一日，非数剂药所能愈者。惊止后徐徐调理，便可去龙骨牡蛎也。

精遗

精藏于肾而交于心，则精温而不走。精不交神，乃病遗泄，其原由于肝脾之不升。

丙火下行而化壬水，癸水上行而化丁火。壬水主藏，阳归地下者，壬水之蛰藏也。壬水非寒则不能藏，阴阳之性，热则发扬而寒则凝闭，自然之理。壬水蛰藏，阳秘于内，则癸水温暖。温气左升，是生乙木。升而不已，积温成热，是谓丁火。水之生木而化火者，以其温也。木火生长，阳气发达，阴精和煦，故不陷流。

壬水失藏，则阳泄而肾寒。水寒不能生木，木气下郁，则生疏泄。木以疏泄为性，愈郁则愈欲泄，以其生意不遂，时欲发舒之故也。遇夜半阳生，木郁欲动，则梦交接。木能疏泄而水不蛰藏，是以流溢不止也。甚有木郁而生下热，宗筋常举，精液时流，庸工以为相火之旺，用知母、黄柏泻之，是益其癸水之寒，而增其乙木之陷也。

乙木之升，权在己土，木生于水而实长于土，土运则木达。以脾阳升布，寒去温回，冰泮春生，百卉荣华故也。盖戊土西降，则化辛金，北行则化癸水；己土东升，则化乙木，南行则化丁火。金水之收藏，实胃阴之右转；木火之生长，即脾阳之左旋也。土湿阳衰，生气不达，是以木陷而不升。

人之壬水之失藏而不知乙木之不生，知乙木之不生，而不知己土之弗运，乃以清凉固涩之品，败其脾阳而遏其生气，病随药增，愈难挽矣。

玉池汤

甘草二钱　茯苓三钱　桂枝三钱　芍药三钱　龙骨二钱　牡蛎三钱

附子三钱　砂仁一钱（炒，研，去皮）

煎大半杯，温服。

遗精之证，肾寒脾湿，木郁风动。甘草、茯苓，培土泻湿，桂枝、芍药，疏木清风，附子、砂仁，暖水行郁，龙骨、牡蛎，藏精敛神。水土暖燥，木气升达，风静郁消，遗泄自止。

其湿旺木郁而生下热，倍茯苓、白芍，加泽泻、丹皮，泻脾湿而清肝热，不可谬用清凉滋润，败其脾肾之阳。盖肾精遗失，泄其阳根，久而温气亡脱，水愈寒而土愈湿。火土双亏，中气必败。未有失精之家，阴虚而生燥热者。其木郁下热，脾阳未亏，清其肝火，不至为害。若脾阳已亏，误用清润，则土败而人亡矣。仲景《金匮》亡血失精之义，后人一丝不解也。

精遗玉池汤按语：

按此病亦有遗精既久，经脉枯滞，阴阳运行不能全行流通。子半阳升，左升而右不能降，以致精不化神。鼓动而遗者，曾照方治之，不惟不效，反觉加重。盖方中砂仁之调气，不能敌龙骨、牡蛎之滞涩。芍药之凉降，不敌桂附之温升故也。初病服此方甚相宜，然附子动阳，究不可用。只要乙木上升，不往下泄，则乙木既能上升以化丁君，甲木自然下降以化相火，相火自秘，不必用附子暖水，水自无不暖者也，但须凭脉象分别。如宜用附桂之脉，两尺必较他脉虚大；如不宜附桂之脉，左尺、左关必细小，右寸右关必浮大。此种脉象，如遗精既久，一交节气无不应期而遗，必是腠理经脉有所枯闭阻塞之处，曾医治此病数人，问其梦而未遗之后，虽未觉得腹中响动否，则曰或觉响动，或觉右部胸腹响动，登时宗乙助平复，然再一、二日必遗无难矣。此病服方甚多，均不见效，后用麻黄十分，大黄一分，乌梅肉四分，好参二分，蜜炼为丸，临睡时初服一钱，半月一加，加至三钱。初服时觉腹部响动，继渐不响，病遂得愈。

综之左升右降，一气如环。有因左不能升而遗者，右不能降而遗者，金收而水藏，金不收而遗者，此右不降阴虚也。木生则火长，木不生而遗者，此左不升阳虚也。如因右不能降以致左不能升，则全属阴虚，此种阴虚必是津液枯涩、腠理不通之故，麻黄丸甚相宜。麻黄开腠理之闭塞。乌梅敛肝经之动气，大黄消积滞，参补中气也。如系右不能降遗精，清降胆、肺、胃三经兼调中气，自然愈矣。但初遗精多因左不能升，遗之既久，然后右不能降，遗之再久，然后左之不升亦因右之不降，则麻黄丸之程度也。

又按丙火下行而化壬水一句：丙火为手太阳小肠经，其性上升，与手少阳三焦相火同主中下，温运中气，化分水谷。丙火不能下行，言下行乃足少阳甲木、手厥阴相火、手少阴丁火也。经曰：三焦者，决渎之旨，水道出焉。其化壬水之原在此。

又按未有失精之家，阴虚而生燥热者一句：遗精既久，肺金被上逆之相火所伤，肺燥者甚多，木枯则火废，肝胆热者更多，桂附万不可用，寒凉之药，亦不可宜用。盖金木虽见燥热，中气实已衰败。凉药伤中，便关生死。黄氏劝人莫用凉药伤中之处，每每言之过激，遂将气化旋转升降一贯之理，有所偏执，此所以来后学之诟谤也。

灵雪丹

甘草　薄荷　甘遂　朝脑　阳起石　紫苏叶各三钱。

共研，碗盛，纸糊口，细锥纸上密刺小孔。另用碟覆碗上，碗边宽余半指，黑豆面固济。砂锅底铺粗沙，加水。坐碗砂上，出水一寸。炭火煮五香，水耗，常添热水。水冷取出，入麝香少许，研细。蟾酥少许，人乳浸化。葱涕，官粉，炼蜜为丸，绿豆大，磁瓶封收。

津水研半丸，掌上涂玉麈头。约一两时，麈顶苏麻，便是药力透彻。秘精不泄，甚有良功。

若遗泄不止，势在危急，先炼此药，封之日落，研涂。一夜不走，肾精保固，徐用汤丸。

气血

气统于肺，血藏于肝，而总化于中气。胃阳右转而化气，气降则精生，阴化于阳也；脾阴左旋而生血，血升则神化，阳生于阴也。精未结而魄先凝，故魄舍于肺，气魄者，肾精之始基也；神未发而魂先见，故魂舍于肝，血魂者，心神之初气也。

气，阳也，而含阴魄，是以清凉而降敛；血，阴也，而吐阳魂，是以温暖而升发。及其魂升而神化，则又降而为气，魄降而精生，则又升而为血。盖精血温升，则蒸腾而化神气，神气清降，则洒陈而化精血。精血神气，实一物也，悉由于中气之变化耳。

火金上热，则神气飞扬而不守，水木下寒，则精血泄溢而莫藏。故补养神气，则宜清凉，而滋益精血，则宜温暖。

气秉辛金清凉之性，清则调畅，热则郁蒸，畅则冲虚，郁则滞塞，滞塞而不降，故病上逆。血秉乙木温暖之性，温则流行，寒则凝瘀，行则鲜明，瘀则腐败，腐败而不升，故病下陷。

气滞之家，胸膈胀满，痰嗽喘逆，半缘上中之虚热；血瘀之人，紫黑成块，杯碗倾泄，多因中下之虚寒。下寒则肺气之降于肝部者，亦遂陷泄而不升；上热则肝血之升于肺家者，亦遂逆流之不降。此气血致病之原也。

气滞

肺主藏气，凡脏腑经络之气，皆肺家之所播宣也。气以清降为性，以心火右转，则化肺气，肺气方化，而已胎阴魄，故其性清肃而降敛。实则顺降，虚则逆升，降则冲虚，升则窒塞。

君相之火，下根癸水，肺气敛之也。肺气上逆，收令不行，君相升泄，而刑辛金，则生上热。凡痞闷嗳喘，吐衄痰嗽之证，皆缘肺气不降。而肺气不降之原，则在于胃，胃土逆升，浊气填塞，故肺气无下降之路。

肺胃不降，君相升炎，火不根水，必生下寒。气滞之证，其上宜凉，其下宜暖，凉则金收，暖则水藏。清肺热而降胃逆，固是定法，但不可以寒凉之剂，泻阳根而败胃气。盖胃逆之由，全因土湿，土湿则中气不运，是以阳明不降。但用清润之药，滋中湿而益下寒，则肺胃愈逆，上热弥增，无有愈期也。

下气汤

甘草二钱　半夏三钱　五味一钱　茯苓三钱　杏仁三钱（泡，去皮尖）
贝母二钱，去心　芍药二钱　橘皮二钱

煎大半杯，温服。

治滞在胸膈右肋者。

气滞下气汤按语：

按此方橘皮、杏仁，疏降肺气，肺气不降，湿瘀成痰，故用茯苓、贝母、半夏，以除湿降痰。肺气不降则浮散不收，胃经与胆经必递。故用五味以敛肺气，半夏以降胃气，芍药以降胆经。上递之病，中气必虚，故用炙草以补中气。此方无偏处。

气积

肺藏气而性收敛，气病则积聚而不散，而肝气之积聚，较多于肺。肺气积聚，则痞塞于心胸；肝气积聚，则滞结于脐腹。

盖气在上焦则宜降，而既降于下，则又宜升。升者，肝之所司，以肝木主升，生气旺则气升，生气不足，故气陷而下郁也。而肝气之下郁，总由太阴之弱。以气秉金令，但能降而不能升，降而不至于下陷者，恃肝木之善达，肝木之善达者，脾土之左旋也。

气盛于肺胃，而虚于肝脾，故肺气可泻，而肝气不可泻。气积于胸膈右肋，宜泻肺胃以降之；气积于脐腹左胁，宜补肝脾以升之。此化积调气之法也。

达郁汤

桂枝三钱　鳖甲三钱（醋炙焦，研）　　甘草二钱　茯苓三钱　干姜三钱　砂仁一钱

煎大半杯，温服。

治积在脐腹左胁者。

肺胃积气，在胸膈右肋，肝脾积气，在脐腹左胁，皆中气虚败之病也。补之则愈闷，破之则愈结。盖其本益虚，其标益实，破之其本更虚，补之其标更实，是以俱不能效。善治者，肺胃之积，泻多而补少，肝脾之积，补多而泻少。半补而半行之，补不至于壅闭，行不至于削伐，正气渐旺，则积聚消磨矣。

气积达郁汤按语：

按此方桂枝、干姜，温升肝脾，鳖甲、砂仁，消结去积，茯苓、

甘草，培土养中，以助旋转。如木郁生热之时，须兼清解木热之品，茵、桂、姜，系木热已清，再温未晚。黄氏方中多治本之药，学者须守其治本之法，视其有无标热而斟酌之，则善学黄氏者也。

血瘀

肝主藏血，凡脏腑经络之血，皆肝家之所灌注也。血以温升为性，缘肾水左旋，则生肝血，肝血方生，而已抱阳魂，故气性温和而升散。实则直升，虚则遏陷，升则流畅，陷则凝瘀。

盖血中温气，化火之本，而温气之原，则根于坎中之阳。坎阳虚亏，不能生发乙木，温气衰损，故木陷而血瘀。久而失其华鲜，是以红变而紫，紫变而黑。木主五色，凡肌肤枯槁，目眦青黑者，皆是肝血之瘀，而肝血不升之原，则在于脾，脾土滞陷，生气遏抑，故肝无上达之路。

肝脾不升，原因阳衰阴旺，多生下寒。而温气抑郁，火胎沦陷，往往变而为热。然热在于肝，而脾肾两家，则全是湿寒，不可专用清润。至于温气颓败，下热不作者，十之六七，未可概论也。

血瘀之证，其下宜温，而上宜清，温则木生，清则火长。若木郁而为热，乃变温而为清，而脾肾之药，则纯宜温燥，无有二法。以脾陷之由，全因土湿，土湿之故，全因水寒。肾寒脾湿，则中气不运，是以太阴不升。水土湿寒，中气堙郁，君相失根，半生上热。若误认阴虚，滋湿生寒，夭枉人命，百不一救也。

破瘀汤

甘草二钱　茯苓三钱　丹皮三钱　桂枝三钱　丹参三钱　桃仁三钱（泡，去皮尖）　干姜三钱　首乌三钱（蒸）

煎大半杯，温服。

血瘀破瘀汤按语：

血瘀之病，本寒标热，宜寒热并治。此方桂、姜，温升肝脾，桃仁去瘀，丹参、丹皮，去瘀清热，首乌敛风养血，苓、草，培土养中，以行滞气，此方无偏处。惟桂、姜、炙草温补之品，须审查下寒轻重，且须审查上部右部有无逆滞不降之病，不可遽然重用，否则不降而遇温升之药，必有流弊。黄氏治本之论乃示后学以准则也。若病情变迁之时，学者当守其治本之法，以视其标病之轻重缓急为是。黄氏已明示人热在肝木，用药须变温为清，可见黄氏并非真偏。

血脱

肝藏血而性疏泄，血病则脱亡而不守。未脱之先，温气虚亏，凝瘀不流。瘀少则结积而不下，瘀多则注泄而莫藏。凡便溺流漓，崩漏不禁，紫黑成块，腐败不鲜者，皆阳虚而木陷，血瘀而弗容也。

盖木性善达，水土寒湿，生气不达，是以血瘀。木郁风动，疏泄不敛，是以血脱，而肺血之脱亡，较多于肝。肝血下脱，则遗泄于便溺；肺血上流，则吐衄于口鼻。以血在下焦则宜升，而既升于上，则又宜降。降者，肺之所司，缘肺金主收，收气盛则血降，收气不足，则血涌而上溢也。而肺血之上溢，总由阳明之虚。以血秉木气，但能升而不能降，升而不至于上溢者，恃肺金之善敛。肺金之收敛者，胃土之右转也。

血盛于肝脾，而虚于肺胃，其脱于便溺，则由肝脾之寒，其脱于口鼻，或缘肺胃之热。而阳衰土湿，中气颓败，实为脱血之根。

若专用清凉滋润，助阴伐阳，以败中气，人随药殒，百不一生。此非血病之必死，皆粗工之罪也。

衄血

肺窍于鼻，肺气降敛，则血不上溢。肺气逆行，收敛失政，是以为衄，其原因于胃土之不降。

《灵枢·百病始生》：卒然多食饮，则肠满。起居不节，用力过度，则络脉伤。阳络伤则血外溢，血外溢则衄血。阴络伤则血内溢，血内溢则后血。衄血者，阳络之伤，则营血逆流，而卫气不能敛也。

肺主卫气，其性收敛，血升而不溢者，赖卫气敛之。而卫气之敛，由于肺降，降则收令行也。而肺气之降，机在胃土，胃土上壅，肺无降路，收令失政，君相升泄，肺金被刑，营血不敛，故病鼻衄。

而火炎金伤，不皆实热，多有中下湿寒，胃逆而火泻者。至于并无上热，而鼻衄时作，则全因土败而胃逆，未可清金而泻火也。外感伤寒之衄，亦非关火盛。缘寒伤营血，营郁而卫闭，卫气壅遏，蓄而莫容，逆循鼻窍，以泻积郁。卫气升发，故冲营血，而为衄证。衄则卫郁泻而表病解，原非火旺金刑之故也。

仙露汤

麦冬三钱　五味一钱　贝母二钱　半夏三钱　柏叶三钱　甘草二钱
芍药三钱　杏仁三钱

煎大半杯，温服。

衄血之证，火泄金刑，气伤血沸，宜清金敛肺，以回逆流。而必并降胃气，降胃必用半夏。近世误以血证为阴虚，半夏性燥，不宜血家，非通人之论也。

若上热非盛，而衄证时作，则全因中下湿寒，当加干姜、茯苓温燥之药。若大衄之后，气泄阳亡，厥逆寒冷，宜加参、芪、姜、附，以续微阳，清润之药，切不可用。

衄血仙露汤按语：

按此方柏叶、五味敛肺气，杏仁疏降肺气，芍药降胆经相火逆气，麦冬润肺金燥气，半夏降胃经逆气，半夏、麦冬并用，故不觉燥，若单用半夏，须用后询其有无小便加长，口加干等事。有则半夏降痰之药必伤津液，一定之理。无论阴虚阳虚，津液终不可伤。如半夏见燥，可以苏叶代之，苏叶降肺、胃力不小。苏叶治外感者，以外感之病，卫气不能顺降，故作寒发热，苏叶降卫气，卫气顺降，故寒热平复也。

按衄血之病，若未衄之先，恶寒发热体痛，两额角疼痛，躁烦，脉象洪浮，此是外感表病未经汗解，经热敛泄无路，由鼻泄出，故病衄也，宜白虎汤。但既衄之后，额角已不痛，躁烦已止，脉象已平，白虎便不可再用，以热退阳衰故也。黄氏仙露汤所治衄血，自是劳伤之衄，非外感之衄，须分别也。

按衄血既久，土湿风生，曾以苍术、阿胶、苏叶、白糖治愈一多年衄病，盖金燥、土清、风降、养中之理也。

吐血

血敛于肺而降于胃，肺气能收，则鼻不衄，胃气善降，则口不吐。肺气莫收，经络之血，乃从鼻衄；胃气莫降，脏腑之血，因自口吐。而肺气之敛，亦因胃气之降，吐衄之证，总以降胃为主。

胃气不降，原于土湿，土湿之由，原于寒水之旺。水寒土湿，中气埋郁，血不流行，故凝瘀而紫黑。蓄积莫容，势必外脱。土郁而无下行之路，是以上自口出。凡呕吐瘀血，紫黑成块，皆土败阳虚，中下湿寒之证。瘀血去后，寒湿愈增，往往食减而不消，饮少而不化。一旦土崩而阳绝，则性命倾殒，故大吐瘀血之家，多至于死。

其血色红鲜者，则缘肺热。然始因上热，而究变中寒。以血藏于肝，而肝木生火，心火之热，即血中之温气所化。血去而血中之温气亡泄，是以大失血后，寒栗而战摇也。而其上热之时，推其中下，亦是湿寒。盖君相之火，随戊土下降，而归坎水，则上清而下暖。胃土不降，则君相升泄。非戊土之逆，而火何以升！非己土之湿，而胃何以逆！非癸水之寒，而土何以湿！胃逆火泄，升炎于上，而坎阳绝根，其肾水必寒。寒水泛滥，其脾土必湿，理自然也。

若夫零星咯吐，见于痰唾之中者，其证稍缓。以血去非多，则气泄有限，虽亦中下寒湿，而一时不至困败。但一遭庸手，久服清润，败其中气，则亦归死亡耳。

血证是虚劳大病，半死半生，十仅救五。而唐后医书，皆滋阴泻火，今古雷同，百不救一，实可哀也。

灵雨汤

甘草二钱　人参二钱　茯苓三钱　半夏三钱　干姜三钱　柏叶三钱
丹皮三钱

煎大半杯，温服。

治大吐瘀血者。

吐血之证，中下湿寒，凝瘀上涌，用人参、甘草，补中培土，茯苓、干姜，去湿温寒，柏叶清金敛血，丹皮疏木行瘀，自是不易之法，尤当重用半夏，以降胃逆。

血本下行，肺胃既逆，血无下行之路，陈菀腐败，势必上涌。旧血既去，新血又瘀，逆行上窍，遂成熟路。再投清润之药，助其寒湿，中气败亡，速之死矣。若温中燥土，令其阳回湿去，复以半夏降逆，使胃气下行，瘀血既吐，鲜血自不再来。若下寒甚者，蜀椒、附子，亦当大用。

其零星咯吐，红鲜不凝，虽有上热，亦非实火，稍加麦冬、贝母，略清肺热。总以泻湿培土为主，不可过用苦寒也。

白茅汤

人参二钱　甘草二钱　茯苓三钱　半夏三钱　麦冬三钱（去心）茅根三钱　芍药三钱　五味子一钱

煎大半杯，温服。

治零星吐鲜血者。

血之零吐红鲜者，虽缘土湿胃逆，而肺家不无上热，泻湿降逆之中，自宜加清肺之药。若相火极旺，则加黄芩而倍芍药。仲景三黄泻心汤，是治相火之极旺者，但此等颇少，未易轻用。若上热不敌下寒之剧，当大温水土，清润诸法，切不可用也。

吐血灵雨汤、白茅汤按语：

按吐血之病，如系中虚土湿，肺胃上逆，灵雨汤自无偏处。如系相火上盛，热逆作吐，仲景大黄黄连黄芩泻心汤自应照服，但泻心汤服后，病不见减，便不可再服。如果系火逆，泻心汤少少进之，无不火平吐止也，如其不减，便非火逆矣。

白茅汤治阴虚吐血甚效，但半夏极伤津液，须消息用之。如系阴虚吐血，不如重用山药、糯米、白糖为稳，以半夏伤津液，芍药败脾阳，麦冬亦败胃气，不如山药补肺胃之降气以生阴气，糯米、白糖，补中养阴，不伤胃气为善。中气足，胃气降，阴自生，吐自止。盖麦冬、生地、芍药等凉性之药，非脉象旺者不受，阴虚而吐血，其脉弱可想而知矣。

便血

血生于脾，藏于肝，肝脾阳旺，血温而升，故不下泄。水寒土湿，脾陷土郁，风动而行疏泄之令，则后脱于大便。

阳气收敛，则土温而水暖，其脾湿而肾寒者，庚金之收令不行也。后世以为肠风而用清润，脾阳愈败而愈陷，无有止期也。

其肝脾阳败，紫黑瘀腐，当补火燥土以回残阳，暖血温肝而升郁陷。若痔漏、脱肛之治，亦依此法通之。

桂枝黄土汤

甘草二钱　白术三钱　附子三钱　阿胶三钱　地黄三钱　黄芩二钱

桂枝二钱　灶中黄土三钱

煎大半杯，温服

便血之证，亦因水土寒湿，木郁风动之故。仲景黄土汤，术、甘、附子，培土温寒，胶、地、黄芩，清风泻火，相火，黄土燥湿扶脾，法莫善矣。此加桂枝，以达木郁，亦甚精密。

便血桂枝黄土汤按语：

按此方清热温寒，补中除湿，无偏处。如系年久便血，每到秋冬节气必发者，于服此方外，灸尾脊骨两旁各一寸，五、七壮。以助肾肝上升之气。灸时觉得有热气由少腹上行胸际为止，见效更速。如年久病轻者，附子、黄芩可暂去，以寒热未盛，但除湿养中，滋风达木，亦能见愈。

溺血

水寒土湿，脾陷木郁，风动而行疏泄，谷道不收，则后泄于大肠，水道不敛，则前淋于小便。

阳气蛰藏，则土温而水暖，其脾湿而肾寒者，壬水之藏令不行也。水性蛰藏，木性疏泄，水欲藏而不能藏，是以流漓而不止；木欲泄而不能泄，是以梗涩而不利。缘木愈郁则愈欲泄，愈欲泄则愈郁，郁生下热，小便赤数。虽火盛之极，而实以脾肾之阳虚。

泻湿燥土，升木达郁，自是主法。寒者温之，热者清之。然热在乙木，不在脾土，在肝则宜清凉，至于脾家，但宜温燥，虽肝热极盛，不可泻其脾土也。

宁波汤

甘草二钱　桂枝三钱　芍药三钱　阿胶三钱　茯苓三钱　泽泻三钱
栀子三钱　发灰三钱（猪脂煎，研）

煎大半杯，温服。

溺血与便血同理，而木郁较甚，故梗涩痛楚。苓、泽、甘草，培土泻湿，桂枝、芍药，达木清风，阿胶、发灰，滋肝行瘀，栀子利水泄热膀胱之热。

若瘀血紫黑，累块坚阻，加丹皮、桃仁之类行之，此定法也。

溺血宁波汤按语：

按此病有热无热，第一要分清楚。有热栀子宜用，无热宜去栀子。然有热不如将栀子易丹皮较好，丹皮清木热不伤中气，栀子甚伤中气也。芍药清风亦甚寒泄，如中气过虚，脉气薄弱，芍药、桂枝宜审慎用之，盖升肝降胆，全恃中气旋转为之本，中气既薄弱，升降肝胆之药宜轻用，如不轻用，中气亦能受伤。

曾治一年五十之人，病溺血过服凉药，血下不止，溺孔痛楚，胸际发热，大便干，小便短赤，不能起立，饮食不思，两颧发赤，气息奄奄，脉薄而濡，左脉较微，方用炙甘草二钱，乌梅四枚，茯苓三钱，前先吞六味地黄丸三钱，三剂大愈，此方炙草补中，茯苓除湿，乌梅敛木气之疏泄。木气疏泄于小便肝脾下陷，故病溺血，六味丸地黄、山药、山茱萸收敛息风，丹皮行瘀，苓、泽泄湿，盖下焦之疏泄能止，中气旋转，湿气既去，升降复原，故尔愈也。如脉薄，不宜芍药、桂枝者，此方正可用也。

杂病解（上）

鼓胀根原

鼓胀者，中气之败也。肺主气，肾主水，人身中半以上为阳，是谓气分，中半以下为阴，是谓水分。气盛于上，水盛于下，阴阳之定位也。而气降则生水，水升则化气，阴阳互根，气水循环。究其转运之枢，全在中气。中气一败，则气不化水而抑郁于下，是谓气鼓；水不化气而泛溢于上，是为水胀。

《灵枢·营卫生会》：上焦如雾，中焦如沤，下焦如渎。上焦气盛，故如雾露之空濛。下焦水盛，故如川渎之注泻。而气水变化之原，出于中焦。中焦者，气水之交，气方升而水方降，水欲成气，气欲成水，气水未分，故其形如沤。

气之化水，由于肺胃，水之化气，由于肝脾。肺胃右降则阴生，故清凉而化水。气不化水者，肺胃之不降也。肝脾左升则阳生，故温暖而化气。水不化气者，肝脾之不升也。气不化水，则左陷于下而为气鼓；水不化气，则右逆于上而为水胀。而其根，总因土湿而阳败，湿土不运，则金木郁而升降窒故也。

气鼓

气从上降，而推原其本，实自下升，坎中之阳，气之根也。气升于肝脾，肝脾左旋，温暖而化清阳，是气升于水分也。肝脾不升，阴分之气堙郁而下陷，故脐以下肿。

木性善达，其发达而不郁者，水温土燥而阳升也。水寒土湿，脾阳下陷，肝木不达，抑遏而克脾土。肝脾郁迫而不升运，是以凝滞而为胀满。

肝气不达，郁而生热，传于脾土。脾土受之，以其湿热，传于膀胱。五行之性，病则传其所胜，势固然也。土燥则木达而水清，土湿则气滞而不能生水，木郁不能泄水，故水道不利，加之以热，故淋涩而黄赤。

脾土既陷，胃土必逆。脾陷则肝木下郁，胃逆则胆火上郁。其下热者，肝木之不升也；其上热者，胆火之不降也。病本则属湿寒，而病标则为湿热，宜泻湿而行郁，补脾阳而达木气，清利膀胱之郁热也。

桂枝姜砂汤

茯苓三钱　泽泻三钱　桂枝三钱　芍药三钱　甘草三钱（炙）　砂仁一钱（炒，研）　干姜三钱

煎大半杯，入砂仁，略煎，去渣，入西瓜浆一汤匙，温服。

膀胱湿热，小便红涩者，加栀子清之。

脾肺湿旺，化生郁浊，腐败胶黏，不得下行，宜用瓜蒂散，行其痰饮。在下则泻利而出，在上则呕吐而出。去其菀陈，然后调之。

续随子仁，最下痰饮，用白者十数粒，研碎，去油，服之痰水即下。

瓜蒂散

瓜蒂二十个（研）　赤小豆三钱（研）　香豉三钱（研）

热水一杯，煮香豉，令浓，去渣，调二末，温服。取吐下为度。病重人虚者，不可服此，当用葶苈散。

气鼓桂枝砂姜汤二方按语：

按此方炙草补中，苓、泽，泄湿培土，芍药清降甲木，桂枝温升乙木，砂仁行滞，干姜温运中气以复旋转之力，西瓜浆清肺利水，肺气清则降，热则逆，降则收敛，收敛则鼓胀自消。此方惟芍药一味须有木邪方可用之，干姜三钱尤嫌太及。气鼓之病，尤有阴气不足，肺金失其收敛，木气疏泄，因而气鼓者，宜补肺气、养木气、调中气，燥热之药便不相宜矣。

水胀

水从下升，而推原其本，实自上降，离中之阴，水之根也。水降于肺胃，肺胃右转，清凉而化浊阴，是水降于气分也。肺胃不降，阳分之水淫泆而上逆，故脐以上肿。

金性喜敛，其收敛而不郁者，阳明胃土之降也。土湿胃逆，肺无降路，阳分之水，不得下行，阴分之水，反得上泛。水入于肺，宗气隔碍，则为喘满；水入于经，卫气壅阻，则为肿胀。

水生于肺而统于肾，藏于膀胱而泄于肝。肾与膀胱之府，相为表里。饮入于胃，脾阳蒸动，化为雾气，而上归于肺。肺金清肃，雾气洒扬，充灌于经络，熏泽于皮肤，氤氲郁霭，化为雨露。及乎中焦以下，则注集滂沛，势如江汉矣。

膀胱者，水之壑也。肺气化水，传于膀胱，肝气疏泄，水窍清通，是以肿胀不作。膀胱之窍，清则开而热则闭。《灵枢》：三焦者，入络膀胱，约下焦，实则闭癃，虚则遗溺。其虚而遗溺者，相火之下虚也，其实而闭癃者，非相火之下实也。以肾主蛰藏，肾气能藏，则相火秘固而膀胱清；肾气不藏，则相火泄露而膀胱热。相火蛰藏，膀胱清利，是谓之实。膀胱之热者，相火泄于肾脏而陷于膀胱也。

相火藏于肾水，原不泄露，其泄而不藏者，过在乙木。木性疏泄，疏泄之令畅，则但能泄水而不至泄火。水寒土湿，生气郁遏，疏泄之令不行，而愈欲疏泄，故相火不得秘藏，泄而不通，故水道不能清利。

相火之陷，其原在肝，肝气之陷，其原在脾。肝脾郁陷，合相火而生下热，传于己土，己土以其湿热传于膀胱，是以淋涩而赤黄也。

膀胱闭癃，水不归壑，故逆行于胸腹，浸淫于经络，而肿胀作焉。水热穴论：其本在肾，其标在肺，皆积水也。故水病下为胕肿大腹，上为喘呼不得卧者，标本俱病。

其本之在肾者，宜泻之于膀胱；其标之在肺者，宜泻之于汗孔。汗溺之行，总以燥土疏木为主。水病之作，虽在肺肾两脏，而土湿木郁，乃其根本也。

苓桂浮萍汤

茯苓三钱　泽泻三钱　半夏三钱　杏仁三钱　甘草二钱　浮萍三钱　桂枝三钱

煎大半杯，热服。覆衣，取汗。

中气虚，加人参，寒加干姜。肺热，加麦冬、贝母。

水肿苓桂浮萍汤按语：

按此方养中、泄湿、利水、发汗，无偏处。

苓桂阿胶汤

茯苓三钱　泽泻三钱　甘草二钱　桂枝三钱　阿胶三钱

煎大半杯，热服。

小便不清，加西瓜浆，热加栀子，中虚加人参，寒加干姜。

乙木遏陷，疏泄不行，阳败土湿，不能制伏水邪，故病肿胀。泻湿燥土，疏木行水，是定法也。后世八味加减之方，地黄助脾之湿，附子益肝之热，肝脾未至极败，服之可效，肝脾病深则不效，而反益其害，最误人也。

气位于上，水位于下。气之在上，虽壅满郁遏，而不至于胀，惟下陷而不升，则病气鼓；水之在下，虽停瘀凝结，而弗至于肿，惟上逆而不降，则病水胀。肿在身半以上者，水胀也；胀在身半以下者，气鼓也。其一身俱至肿胀者，气病于下而水病于上也。气水交病，则气中亦有积水，水中不无滞气。

总之，气不离水，水不离气，气滞则水凝，水积则气聚。气病于下者，其水道必不利；水病于上者，其气道必不通。仲景《金匮·水气》之法，腰以上肿，当发其汗，汗发则气通而水亦泄；腰以下肿，当利小便，便利则水行而气亦达矣。

苓桂阿胶汤按语：

按凡水湿之病，最伤津液，木枯者多，养中、利水之中加阿胶以养津润木，妙法也。

噎膈根原

噎膈者，阳衰土湿，上下之窍俱闭也。脾阳左升，则下窍能开，胃阴右降，则上窍不闭。下窍开，故旧谷善出，上窍开，故新谷善纳。新旧递嬗，出纳无阻，气化循环，所以无病。

其上下之开，全在中气。中气虚败，湿土湮塞，则肝脾遏陷，下窍闭涩而不出，肺胃冲逆，上窍梗阻而不纳，是故便结而溺癃，饮碍而食格也。

缘气之为性，实则清空，虚则滞塞。胃主降浊，脾主升清，胃降则浊气下传，上窍清空而无碍，是以善纳；脾升则清气上行，下窍洞达而莫壅，是以善出。胃逆则肺金不降，浊气郁塞而不纳；脾陷则肝木不升，清气涩结而不出。以阳衰土湿，中气不运，故脾陷而杜其下窍，胃逆而室其上窍，升降之枢轴俱废，出纳之机缄皆息也。

其糟粕之不出，全因脾陷而肝郁，而谷食之不纳，则不止胃逆而肺壅，兼有甲木之邪焉。甲木逆行，克贼戊土，土木抟结，肺无下行之路，雾气埋瘀，化生痰涎，胸膈滞塞，故食噎不下。肺津化痰，不能下润，水谷二窍，枯槁失滋，而乙木之疏泄莫遂，故便溺艰涩。总缘中气不治，所以升降反作，出纳无灵也。

苓桂半夏汤

茯苓三钱　泽泻三钱　甘草二钱　桂枝三钱　半夏三钱　干姜三钱
生姜三钱　芍药三钱

煎大半杯，温服。

噎病胸膈滞塞，雾气淫蒸而化痰饮。上脘不开，加之痰涎胶黏，故食阻不下，法宜重用半夏，以降胃气。痰盛者，加茯苓、橘皮，行其瘀浊，生姜取汁，多用益善。痰饮极旺，用瓜蒂散，吐其宿痰，下其停饮。胸膈洗荡，腐败清空，则饮食渐下矣。

胸膈之痞，缘肺胃上逆，浊气不降，而其中全是少阳甲木之邪。盖胃逆则肺胆俱无降路，胆木盘结，不得下行，经气郁迫，是以胸胁痛楚，当以甘草缓其迫急，芍药泻其木邪，柴胡、鳖甲，散其结郁。若兼风木枯燥，则加阿胶、当归，滋木清风，其痛自瘥。

其大便燥结，粪粒坚硬，缘土湿胃逆，肺郁痰盛，不能化生津液，以滋大肠。大肠以阳明燥金之腑，枯槁失滋，自应艰涩。而阴凝气闭，下窍不开，重以饮食非多，消化不速，谷滓有限，未能充满胃肠，顺行而下。盖以肝木郁陷，关窍堵塞，疏泄之令不行，是以便难。此宜以干姜、砂仁，温中破滞，益脾阳而开肠窍，以桂枝达木郁而行疏泄。干涩难下者，重用肉苁蓉，以滑肠窍，白蜜亦佳。木枯血燥，不能疏泄，加阿胶、当归，滋其风木。

其小便红涩，缘肺郁痰盛，不能生水以渗膀胱，而土湿木郁，疏泄不行，故水道不利。此宜苓、泽、桂枝，泻湿疏木，以通前窍。甚者，用猪苓汤加桂枝，猪、茯、滑、泽，泻湿燥土，桂枝、阿胶，疏木清风，水道自利。噎家痰多溲少，全是土湿。湿土莫运，肝不升达，是以溺癃；肺不降敛，是以痰盛。泻湿以苓、泽为主，佐以利肺疏肝之品，则痰消而溲长矣。

下窍闭塞，浊无泄路，痞郁胸膈，食自难下。下窍续开，胸膈浊气，渐有去路，上脘自开。再以疏利之品，去其胸中腐败，食无不下之理。而上下之开，总以温中燥土为主。土气温燥，胃不上逆，则肺降而噎开；脾不下陷，则肝升而便利矣。

庸工以为阴虚燥旺，用地黄、牛乳滋润之药，更可诛者，至用大黄。噎病之人，百不一生。尚可寿及一年者，若服汤药，则数月死矣。

医法失传，千古不得解人。能悟此理，则病去年增，不得死矣。

噎嗝苓桂半夏汤按语：

按此方无偏处。但论中言土气宜燥的燥字，学者须知乃不可偏湿之意，并非全去湿气，独宜干燥也。

反胃根原

反胃者，阳衰土湿，下脘不开也。饮食容纳，赖于胃阴之降，水谷消磨，藉乎脾阳之升。中气健旺，则胃降而善纳，脾升而善磨。水谷化消，关门洞启，精华之上奉者，清空无滞，是以痰涎不生；渣滓之下达者，传送无阻，是以便溺不涩。

湿盛阳亏，中气虚败，戊土偏衰，则能消而不能受；己土偏弱，则能受而不能消。以阳含阴则性降，降则化阴而司受盛，故胃以阳土而主纳；阴含阳则气升，升则化阳而司消腐，故脾以阴土而主磨。阳性开，阴性闭，戊土善纳，则胃阳上盛而窍开；己土不磨，则脾阴下旺而窍闭。水谷善纳，上窍常开，所以能食；饮食不磨，下窍常闭，所以善吐。盖土性回运，气化无停，新故乘除，顷刻莫间。饮食不磨，势难久驻，下行无路，则逆而上涌，自然之理也。

其便结者，糟粕之传送无多也。隧窍闭涩，而渣滓有限，不能遽行，蓄积既久，而后破溢而下。下而又闭，闭而又下，零星断续，不相联属，及其迟日延时，传诸魄门，则粪粒坚硬，形如弹丸。缘大肠以燥金之腑，而肺津化痰，不能下润，故燥涩而艰难也。

仲景《金匮》于反胃呕吐，垂大半夏之法，补中降逆而润肠燥，反胃之圣方也。若与茯苓四逆合用，其效更神矣。

姜苓半夏汤

人参三钱　半夏三钱　干姜三钱　茯苓三钱　白蜜半杯

河水扬之二百四十遍，煎大半杯，入白蜜，温服。

反胃于噎膈同理，但上脘不闭耳，全以温中燥湿，降逆开结为主。土燥阳回，饮食消化，自然不吐。谷精下润，渣滓盛满，传送无阻，大便自易。

湿气渗泄，必由便溺，若肝气不能疏泄，加桂枝、阿胶，疏木清风。利水滑肠之法，依噎膈诸方，无有异也。

反胃姜苓半夏汤按语：

按此方无偏处。

消渴根原

消渴者，足厥阴之病也。厥阴风木与少阳相火，相为表里。风木之性，专欲疏泄，土湿脾陷，乙木遏抑，疏泄不遂，而强欲疏泄，则相火失其蛰藏。手少阳三焦以相火主令，足少阳胆从相火化气。手少阳陷于膀胱，故下病淋癃；足少阳逆于胸膈，故上病消渴。缘风火合邪，津血耗伤，是以燥渴也。

淋因肝脾之陷，消因胆胃之逆。脾陷而乙木不升，是以病淋；胃逆而甲木不降，是以病消。脾陷胃逆，二气不交，则消病于上，而淋病于下。但是脾陷，则淋而不消；但是胃逆，则消而不淋。淋而不消者，水藏而木不能泄也；消而不淋者，木泄而水不能藏也。木不能泄，则肝气抑郁而生热，膀胱热涩，故溲便不通；水不能藏，则肾阳泄露而生寒，肾脏寒滑，故水泉不止。

肝木生于肾水而胎心火，火之热者，木之温气所化，木之温者，水之阳根所发。水主蛰藏，木主疏泄，木虚则遏抑子气于母家，故疏泄不行，而病淋涩；木旺则盗泄母气于子家，故蛰藏失政，而善溲溺。

《素问·气厥论》：心移热于肺，肺消。肺消者，饮一溲二，死不治。此上下俱寒，上寒则少饮，下寒则多溲。饮一溲二，是精溺之各半也，是以必死。《金匮》：男子消渴，小便反多，饮一斗，小便一斗。此下寒上热，下寒则善溲，上热则善饮。饮一溲一，是溺多而精少也，则犹可治。渴欲饮水，小便不利者，是消淋之兼病者也。

肾气丸

地黄二两八钱　山萸一两四钱　山药一两四钱　丹皮一两　茯苓一两
泽泻一两　桂枝三钱五分　附子三钱五分

炼蜜丸，梧子大，酒下十五丸，日再服。不知，渐加。

《金匮》：消渴，饮一斗，小便一斗，上伤燥热，下病湿寒，燥热在肝肺之经，湿寒在脾肾之脏。肾气丸，茯苓、泽泻，泻湿燥土，地黄、丹、桂，清风疏木，附子温肾水之寒，薯蓣、山萸，敛肾精之泄，消渴之神方也。

肝主疏泄，木愈郁而愈欲泄，泄而不通，则小便不利，泄而失藏，则水泉不止。肾气丸能缩小便之太过，亦利小便之不通。《金匮》：小便一斗者主之，小便不利者亦主之。以其泻湿而燥土，清风而疏木也。

消渴肾气丸按语：

按此方桂附二味，宜消息用之。盖风热正作之时，桂附性热，反助风热，俟风热稍平，再温癸水，达乙木未晚，莫妙用乳汁多饮或好阿胶热服，木润风息之后，再进温剂以治其本为妥。

猪苓汤

猪苓三钱　茯苓三钱　泽泻三钱　滑石三钱（研）　阿胶三钱

煎大半杯，入阿胶，消化，温服。

治上消下淋者。

上渴而下淋者，土湿木郁，而生风燥。猪、茯、滑、泽，泻湿燥土，阿胶滋木清风，解渴通淋之良法也。

若木郁不能疏泄，宜加桂枝，以达木气。若消淋兼作而发热脉浮者，是土湿木郁而感风邪，当以五苓发其汗也。

猪苓汤按语：

按此方无偏处。

桂附苓乌汤

茯苓三钱　泽泻三钱　桂枝三钱　干姜三钱　附子三钱　龙骨三钱（煅，研）　牡蛎三钱（煅，研）　首乌三钱（蒸）

煎大半杯，温服。

治饮一溲二者。

《素问》饮一溲二，水寒土湿，木气疏泄，宜苓、泽，泻湿燥土，姜、附，暖水温中，桂枝、首乌，达木荣肝，龙骨、牡蛎，敛精摄溺。病之初起，可以救药，久则不治。

桂附乌苓汤按语：

按饮一溲一之症，亦有下焦气弱不能上升者。曾治一病，小便极多而长，头昏心跳，夜不能寐，六脉沉而薄，服独参汤四两，浓煎冷服，便止能睡，脉亦转和。此病如服桂附乌苓汤，必致病势加重。盖脉沉而薄，中气太虚未可再服动阳热药。龙骨、牡蛎亦重坠伤中也。独参重用，浓煎冷服，补下焦之气使之上升，小便自止，亦桂附之法。黄氏立法，重在根原，学者法以治病，当审脉象而变通之，不仅一病为然也。

癫狂根原

癫狂者，即惊悸之重病也。肝为木，其气风，其志怒，其声呼。心为火，其气热，其志喜，其声言。肺为金，其气燥，其志悲，其声哭。肾为水，其气寒，其志恐，其声呻。脾为土，其气湿，其志忧，其声歌。气之方升而未升则怒，已升则为喜，气之方降而未降则悲，已降则为恐。盖陷于重渊之下，志意幽沦，是以恐作。方其半陷，则凄凉而为悲，悲者，恐之先机也。升于九天之上，神气畅达，是以喜生。方其半升。则拂郁而为怒，怒者，喜之未遂也。

凡人一脏之气偏盛，则一脏之志偏见，而一脏之声偏发。癫病者，安静而多悲恐，肺肾之气旺也；狂病者，躁动而多喜怒，肝心之气旺也。肺肾为阴，肝心为阳，二十难曰：重阴者癫，重阳者狂，正此义也。而金水之阴旺，则因于阳明之湿寒；木火之阳盛，则因于太阴之湿热。缘胃土右降，金水所从而下行，湿则不降，金水右滞而生寒，金旺则其志悲，水旺则其志恐也。脾土左升，木火所从而上行，湿则不升，木火左郁而生热，木旺则其志怒，火旺则其志喜也。湿寒动则寝食皆废，悲恐俱作，面目黄瘦，腿膝清凉，身静而神迷，便坚而溺涩，此皆金水之旺也。湿热动则眠食皆善，喜怒兼生，面目红肥，臂肘温暖，身动而神慧，便调而水利，此皆木火之旺也。

癫缘于阴旺，狂缘于阳旺。阴阳相判，本不同气，而癫者历时而小狂，狂者积日而微癫。阳胜则狂生，阴复则癫作，胜复相乘而癫狂迭见，此其阴阳之俱偏者也。

苓甘姜附龙骨汤

半夏三钱　甘草二钱　干姜三钱　附子三钱　茯苓三钱　麦冬三钱

（去心）　龙骨三钱　牡蛎三钱

煎大半杯，温服。

有痰者，加蜀漆。治癫病悲恐失正者。

癫狂苓甘姜附龙骨汤按语：

按此方半夏降胃除痰，麦冬清肺气之燥，干姜、炙草温补中气，茯苓泄湿培土，附子温肾复阳，龙骨、牡蛎，镇敛神魂，此方无偏处。

丹皮柴胡犀角汤

丹皮三钱　柴胡三钱　犀角一钱（研汁）　生地三钱　芍药三钱　茯苓三钱　甘草二钱（炙）

煎大半杯，温服。

有痰者，加蜀漆。治狂病喜怒乖常者。

劳伤中气，土湿木郁，则生惊悸。湿旺痰生，迷其神智，喜怒悲恐，缘情而发，动而失节，乃病癫狂。癫狂之家，必有停痰。痰者，癫狂之标，湿者，癫狂之本。癫起于惊，狂生于悸，拔本塞原之法，不在痰。若宿痰胶固，以瓜蒂散上下涌泄，令脏腑上下清空，然后燥土泻湿，以拔其本。

癫狂丹皮柴胡犀角汤按语：

按此方犀角清心经之火，生地、芍药、丹皮、柴胡，清肝胆之火，茯苓泄湿以除痰根，炙草补养中气以降敛火气。此方无偏处。

痰饮根原

痰饮者，肺肾之病也，而根原于土湿，肺肾为痰饮之标，脾胃为痰饮之本。盖肺主藏气，肺气清降则化水；肾主藏水，肾水温升则化气。阳衰土湿，则肺气壅滞，不能化水，肾水凝瘀，不能化气。气不化水，则郁蒸于上而为痰；水不化气，则停积于下而为饮。大凡阳虚土败，金水堙菀，无不有宿痰留饮之疾。

清道堵塞，肺气不布，由是壅嗽发喘，息短胸盛，眠食非旧，喜怒乖常。盖痰饮伏留，腐败壅阻，碍气血环周之路，格精神交济之关，诸病皆起，变化无恒，随其本气所亏而发，而总由脾阳之败。缘足太阴脾以湿土主令，手太阴肺从湿土化气，湿旺脾亏，水谷消迟，脾肺之气，郁而不宣，淫生痰涎。岁月增加，久而一身精气，尽化败浊，微阳绝根，则人死矣。

高年之人，平素阳虚，一旦昏愦痰鸣，垂头闭目，二三日即死。此阳气败脱，痰证之无医者也。其余百病，未至于此。

悉宜燥土泻湿，绝其淫泆生化之源，去其瘀塞停滞之物，使之精气播宣，津液流畅，乃可扶衰起危，长生不老耳。

姜苓半夏汤

茯苓三钱　泽泻三钱　甘草二钱　半夏三钱　橘皮三钱　生姜三钱

煎大半杯，温服。

百病之生，悉由土湿，是以多有痰证，而鼓胀、噎膈、虚劳、吐衄、嗽喘、惊悸之家更甚。原因土湿阳虚，气滞津凝。法宜燥土泻湿，利气行郁，小半夏加茯苓、橘皮，是定法也。

在上之痰，半成湿热。在下之饮，纯属湿寒。上下殊方，温清异制，大要以温燥水土为主。上热者，加知母、石膏。下寒者，佐干姜、附子。痰之陈宿缠绵，胶固难行者，加枳实开之。饮之停瘀脏腑者，上在胸膈，用十枣汤泻其气分，下在脐腹，用猪苓汤泻于水道。流溢经络者，用五苓散泻之汗孔。上脘之痰，可从吐出，中脘之痰，可从便下。若经络之饮，非使之化气成津，泻于汗尿，别无去路也。一切痰饮，用瓜蒂散吐下之，功效最捷。续随子仁，驱逐痰饮，亦良物也。

痰饮姜苓半夏汤按语：

按此方炙草补中，半夏、橘皮、生姜，降气降痰，苓、泽，泄湿培土，以除痰根，善法也。

咳嗽根原

咳嗽者，肺胃之病也。胃土右转，肺金顺下，雾气降洒，津液流通，是以无痰；呼吸安静，上下无阻，是以不嗽。胃土上逆，肺无降路，雾气堙塞，故痰涎淫生，呼吸壅碍，则咳嗽发作。其多作于秋冬者，风寒外闭，里气愈郁故也。

而胃之所以不降，全缘阳明之阳虚。太阴以己土而生湿，阳明从庚金而化燥，燥敌其湿，则胃降而脾升；湿夺其燥，则脾陷而胃逆。以燥为阳而湿为阴，阳性运而阴性滞，理自然也。

《素问·咳论》：其寒饮食入胃，从肺脉上至于肺则肺寒，肺寒则外内合邪，因而客之，则为肺咳。是咳嗽之证，因于胃逆而肺寒，故仲景治咳，必用干姜、细辛。

其燥热为嗽者，金燥而火炎也。手阳明以燥金主令，燥气旺则手太阴化气于庚金，而不化气于湿土，一当胃逆胆升，刑以相火，则壅嗽生焉。然上虽燥热，而下则依旧湿寒也。盖肺胃顺降，则相火蛰藏而下温；肺胃逆升，则相火浮动而上热。上热则下寒，以其火升而不降也。

缘足太阴之湿盛，则辛金从令而化湿，是生湿嗽；手阳明之燥盛，则戊土从令而化燥，是生燥咳。燥则上热，湿则下寒。究之，湿为本而燥为标，寒为原而热为委。悟先圣咳嗽之义，自得之矣。

姜苓五味细辛汤

茯苓三钱　甘草二钱　干姜三钱　半夏三钱　细辛三钱　五味一钱（研）

煎大半杯，温服。

咳证缘土湿胃逆，肺金不降，气滞痰生，窍隧阻碍，呼吸不得顺布。稍感风寒，闭其皮毛，肺气愈郁，咳嗽必作。其肺家或有上热，而非脾肾湿寒，不成此病。岐伯之论，仲景之法，不可易也。

其甚者，则为鼽喘，可加橘皮、杏仁，以利肺气。若肺郁生热，加麦冬、石膏，清其心肺。若胆火刑金，加芍药、贝母，以清胆肺。劳嗽吐血，加柏叶，以敛肺气。若感冒风寒，嚏喷流涕，头痛恶寒，加生姜、苏叶，以解表邪。

咳嗽姜苓五味细辛汤按语：

按咳嗽之病，肺胃上逆自是根原之所有，但纯由湿寒一层，都不尽然。虽仲景治法，必用干姜、细辛，只系但就寒湿一方面之法。以外因肝风上冲，亦有咳者，胆火上逆，亦有咳者，肺经本气虚不能降，亦有咳者。因肝风者，肺气以收敛为顺，肝风上冲，不能收敛，故咳也，法宜滋木息风兼养中降肺胃；因胆火上刑者，宜清降胆火，兼养中降肺胃；因肺经本气虚者，宜大补肺气兼养中降胃。此三项咳病，若服干姜、半夏、细辛，必津液并耗，肺阴伤损，永不能降，以致不救。如因吐血而咳，非重吃山药、黄芪、白糖，兼少许姜汁、大枣，缓缓培养，不能平复，凡一切苦辛不养胃气之药，皆不宜服。如其果因湿寒，则姜、辛、半夏兼以补中之品，一定之法，不可易也。

湿寒之脉，必有紧象，咳有清痰。胆火之脉，浮，中部弦数，中沉部必兼虚象。肝风之脉必鼓指。肺经本气大虚之脉，则微而薄也。论中云燥敌其湿，则胃降而脾升，可见黄氏言燥土，并非敛其全燥也。

肺痈根原

肺痈者，湿热之郁蒸也。阳衰土湿，肺胃不降，气滞痰生，胸膈瘀塞，湿郁为热，淫洪熏蒸，浊瘀臭败，腐而为脓。始萌尚可救药，脓成肺败则死。此缘湿旺肺郁，风闭皮毛，卫气收敛，营郁为热，热邪内闭，蒸其痰涎，而化痈脓故也。

盖风中于表，则腠理疏泄而汗出；热蒸于里，则经阳遏闭而恶寒。卫阳外敛，呼气有出而不入；营阴内遏，吸气有入而不出。营卫不交，风热兼作，风邪外伤其皮毛。皮毛者，肺之合也。湿土郁满，肺气不降，而风袭皮毛，泄其卫气。卫气愈泄而愈敛，皮毛始开而终闭。肺气壅塞，内外不得泄路，痞闷喘促，痰嗽弥增。口干咽燥，而不作渴，少饮汤水，则津液沸腾，多吐浊沫。热邪内伤其津血，津血与痰涎郁蒸，腐化脓秽，吐如米粥。久而肺脏溃烂，是以死也。

病生肺部，而根原于胃逆，其胸膈之痛，则是胆木之邪。以胃土不降，肺胆俱无下行之路，胆以甲木而化相火，甲木克戊土，则膈上作疼，相火刑辛金，则胸中生热。是宜并治其标本也。

苏叶橘甘桔汤

苏叶三钱　甘草二钱　桔梗三钱　杏仁三钱　茯苓三钱　贝母三钱

橘皮三钱　生姜三钱

煎大半杯，温服。

胃逆胸满重，加半夏。

肺痈，胸膈湿热，郁蒸痰涎，而化痈脓。痰盛宜逐，脓成当泻。胶痰堵塞，以甘遂、葶苈之属驱之。脓血腐瘀，以丹皮、桃仁之类排之。

剧者用仲景二白散，吐下脓秽，以救脏真，胜于养痈遗害者也。

二白散

桔梗三分　贝母三分　巴豆一分（去皮，炒，研如脂）

为末，饮服半钱匕，虚者，减之。

脓在膈上则吐，在膈下则泄。下多，饮冷水一杯，则止。

葶苈大枣泻肺汤

葶苈（炒黄，研，弹子大）　大枣十二枚

水三杯，煮枣，取二杯，去枣，入葶苈，煮取一杯，顿服。

脓未成则痰下，脓已成则脓下。

肺痈苏叶橘甘桔汤三方按语：

按此方苏叶、橘皮、生姜、桔梗、杏仁降肺理气，茯苓化痰，贝母降热，炙草补中气以助肺经降气。此方无偏处。

杂病解（中）

腹痛根原

腹痛者，土湿而木贼之也。乙木升于己土，甲木降于戊土，肝脾左旋，胆胃右转，土气回运而木气条达，故不痛也。水寒土湿，脾气陷而胃气逆，肝胆郁遏，是以痛作。

盖乙木上升，是为枝叶，甲木下降，是为根本。脾陷则乙木之枝叶不能上发，横塞地下而克己土，故痛在少腹；胃逆则甲木之根本不能下培，盘郁地上而克戊土，故痛在心胸。肝胆之经，旁循胁肋，左右并行，而三阳之病，则外归于经，三阴之病，则内归于脏。以阴盛于内而阳盛于外，故痛在脏腑者，厥阴之邪，痛在胁肋者，少阳之邪也。至于中气颓败，木邪内侵，则不上不下，非左非右，而痛在当脐，更为剧也。

此其中间，有木郁而生风热者。肝以风木主令，胆从相火化气，下痛者，风多而热少，上痛者，热多而风少。而究其根原，总属湿寒。

若有水谷停瘀，当以温药下之，仲景大黄附子汤，最善之制也。若宿物留滞，而生郁热，则厚朴七物汤，是良法也。如其瘀血埂塞，气道梗阻，而生痛者，则以破结行瘀之品利之，桂枝茯苓丸、下瘀血汤，酌其寒热而选用焉。若无宿物，法宜培土疏木、温寒去湿之剂，大建中、附子粳米、乌头石脂三方，实诸痛证之准绳也。

姜苓桂枝汤

桂枝三钱　芍药三钱　甘草二钱　茯苓三钱　干姜三钱

煎大半杯，温服。

治肝脾下陷，痛在少腹者。

柴胡桂枝鳖甲汤

柴胡三钱　鳖甲三钱（醋炙）　甘草二钱　桂枝三钱　半夏三钱

芍药三钱　茯苓三钱

煎大半杯，温服。

治胃胆上逆，痛在心胸者。胃寒，加干姜、川椒、附子。

凡心腹疼痛，率因水寒土湿，木气郁冲所致。心腹痛剧欲死，四肢冰冷，唇口指甲青白者，宜姜、椒、附、桂，驱寒邪而达木郁，必重用苓、甘，泻湿培土，而缓其迫急，其痛自止。

肝以风木主令，胆从相火化气，其间木郁风动，火郁热发，亦往往而有，而推其脾肾，无不湿寒之理。即有风热兼作，用芍药、柴、芩，以泻肝胆，而脾肾之药，必宜温燥，此定法也。

肝主藏血，风动血耗，乙木枯槁，生意不遂，郁怒而贼脾土，则生疼痛。若血枯木燥，宜芍药、阿胶、归、地、首乌之类，以滋风木。木荣风退，即当减去，不可肆用，以败土气。

血郁痛作，或内在脏腑，或外在经络。其证肌肤甲错，两目黯黑，多怒而善忘。以肝窍于目，主藏血而华色，血瘀不能外华，故皮肤粗涩而黑黯也。宜用丹皮、桃仁，破其瘀血。若癥结难开，加䗪虫、虻虫之类行之。寻常血瘀，五灵脂、山羊血，功力亦良。

饮食停滞，土困木郁，以致作痛，用仲景温下之法，大黄、姜、附，泻其食水。剧者，少加巴霜一二厘，扩清陈宿，功效最捷。一切宿物壅阻，并宜此法。

腹痛姜苓桂枝汤二方按语：

按此方无偏处。

腰痛根原

腰痛者，水寒而木郁也。木生于水，水暖木荣，生发而不郁塞，所以不痛。肾居脊骨七节之中，正在腰间，水寒不能生木，木陷于水，结塞盘郁，是以痛作。木者，水中之生意，水泉温暖，生意升腾，发于东方，是以木气根荄下萌。正须温养，忽而水结冰澌，根本失荣，生气抑遏，则病腰痛。

腰者，水之所在，腹者，土之所居。土湿而木气不达，则痛在于腹；水寒而木气不生，则痛在于腰。然腰虽水位，而木郁作痛之原，则必兼土病。盖土居水火之中，火旺则土燥，水旺则土湿，太阴脾土之湿，水气之所移也。土燥则木达而阳升，土湿则木郁而阳陷。癸水既寒，脾土必湿，湿旺木郁，肝气必陷，陷而不已，坠于深渊，故腰痛作也。

色过而腰痛者，精亡而气泄也。精，阴也，而阴中之气，是谓阳根。纵欲伤精，阳根败泄，变温泉而为寒冷之渊，化火井而成冰雪之窟，此木枯土败之原，疼痛所由来也。缘阴阳生长之理，本自循环，木固生火，而火亦生木。少阴之火，升于九天之上者，木之子也；少阳之火，降于九地之下者，木之母也。其生于水者，实生于水中之火。水中之阳，四象之根也，《难经》所谓肾间动气，生气之原也。

桂枝姜附阿胶汤

茯苓三钱　桂枝三钱　甘草二钱　干姜三钱　附子三钱　阿胶三钱
（炒，研）

煎大半杯，温服。

腰痛桂枝姜附阿胶汤按语：

按腰痛之病，水寒木枯。此方干姜、附桂、阿胶并用，自是惟一之法，但宜干姜、桂附轻用，俟阿胶之力，将木气润和之后，温热之性，乃不生燥，当审病情而酌用之。

奔豚根原

奔豚者，肾家之积也。平人君火上升而相火下蛰，火分君相，其实同气，君相皆蛰，则肾水不寒。火之下蛰，实赖土气，胃气右降，金水收藏，则二火沉潜而不飞扬。土败胃逆，二火不降，寒水渐洊，阴气凝聚，久而坚实牢硬，结于少腹，是谓奔豚。《难经》：肾之积，曰奔豚是也。

水邪既聚，逢郁则发，奔腾逆上，势如惊豚，腹胁心胸，诸病皆作。气冲咽喉，七窍火发，危困欲死，不可支也。及其气衰而还，诸证乃止。病势之凶，无如此甚。

然积则水邪，而发则木气。其未发也，心下先悸，至其将发，则脐下悸作。以水寒木郁，则生振摇，枝叶不宁，则悸在心下；根本不安，则悸在脐间。脐上悸生者，是风木根摇，故发奔豚。

仲景霍乱：若脐上筑者，肾气动也。肾气者，风木摇撼之根，而论其发作，实是木邪。木邪一发，寒水上凌，木则克土，而水则刑火。火土双败，正气贼伤，此奔豚所以危剧也。

悸者，风木之郁冲，惊者，相火之浮宕。火不胜水，五行之常，所恃者，子土温燥，制伏阴邪。培植阳根，蛰于坎府，根本不拔，则胆壮而神谧。土湿阳衰，不能降蛰相火，阳根泄露，飘越无依，寒水下凝，阴邪无制，巨寇在侧，而身临败地，故动惕荒悬，迄无宁宇。凡惊悸一生，既为奔豚欲发之兆，不可忽也。

茯苓桂枝甘草大枣汤

茯苓一两　桂枝四钱　甘草二钱　大枣十五枚

甘澜水四杯，先煎茯苓，减二杯，入诸药，煎大半杯，温服，日三剂。

作甘澜水法：大盆置水，以勺扬之千百遍，令水珠散乱，千颗相逐，乃取用之。治汗后亡阳，脐下悸动，奔豚欲作者。

桂枝加桂汤

桂枝五钱　芍药三钱　甘草二钱　生姜三钱　大枣四枚

煎大半杯，温服。

治奔豚方作，气从少腹上冲心部者。

奔豚汤

甘草二钱　半夏四钱　芍药二钱　当归二钱　黄芩二钱　生姜四钱
芎劳三钱　生葛五钱　甘李根白皮三钱

煎大半杯，温服。

治奔豚盛作，气上冲胸，头疼腹痛，往来寒热者。

奔豚之生，相火升泄，肾水下寒，不能生木。风木郁冲，相火愈逆，故七窍皆热。少阳经气，被阴邪郁迫，故有往来寒热之证。芎、归，疏肝而滋风木，芩、芍，泻胆而清相火，奔豚既发，风热上隆，法应先清其上。

龙珠膏

川椒五钱　附子五钱　乌头五钱　巴豆三钱（研，去油）　桂枝五钱

茯苓八钱　牡蛎五钱　鳖甲五钱

芝麻油、黄丹熬膏，加麝香、阿魏，研细，布摊，贴病块。

奔豚已结，气块坚硬，本属寒积。但阴邪已盛，稍服附子温下，寒邪不伏，奔豚必发。以邪深药微，非附子之过也。不治，则半年一载之间，必至殒命。此宜温燥脾胃，去其中焦湿寒。土燥阳回，力能制水，然后以此膏贴之。寒消块化，悉从大便而出，滑白黏联，状如凝脂。浊瘀后泄，少腹松软，重用附子暖水，然后乃受。

奔豚茯苓桂枝甘草大枣汤四方按语：

按四方轻重先后，各适其宜，理精法备矣。此病世谓之母猪疯，最难医治，果能照此法，徐徐治之，无不愈也。

瘕疝根原

瘕疝者，肾肝之积也。木生于水，水之为性，得阳和而冰泮，遭阴肃而冻合，冰泮则木荣，冻合则木枯。肾水渐寒，木气菀遏，壅肿结硬，根于少腹，而盘于阴丸，是谓寒疝。

水凝则结，而为内寒，木郁则发，而为外热。内寒盛则牢坚而不出，外热作则奔突而不入，大小无常，动止莫测。病发则痛楚欲死，性命攸关，非细故也。

此肾肝之邪，而实原于任脉。《素问·骨空论》：任脉为病，男子内结七疝，女子带下瘕聚。任者，诸阴之统任，少阴厥阴之气，总原于任脉。肾中阳秘，则冰消冻释，任中无固结之邪；肾中阳泄，水寒木郁，阴气凝滞，乃成疝瘕带下之疾。肾性蛰藏，肝性疏泄，

水气旺则结而为疝瘕，木气旺则流而为带下，无二理也。任为阴而督为阳，男则督旺，女则任旺，故男子之疝气犹少，而女子之瘕带最多。

法宜温水木之寒，散肾肝之结。结寒温散，瘕疝自消。仲景大乌头煎、乌头桂枝二方，乃此病之良法也。

肾囊偏坠者，谓之癞疝，是肝木之郁陷，壅肿硬大，常出而不入者。其时时上下者，谓之狐疝，言如狐狸之出没无常也。

茱萸泽泻乌头桂枝汤

吴茱萸三钱（炮）　泽泻三钱　乌头三钱（炮）　桂枝三钱　芍药三钱　甘草二钱　生姜三钱　大枣四枚

煎大半杯，温服。

仲景乌头桂枝汤，用乌头汤一杯，桂枝汤半杯，合煎，取一杯，分五服，不知，再服。其知者，如醉状。得吐为中病。今加茱萸、泽泻，去其寒湿，以绝疝瘕之根。

其壅肿偏坠者，用此药汤热洗之，或用药末，盛袋中，热熨之，日作数次，令其囊消而止。

其狐疝之偏有大小，时时上下者，仲景用蜘蛛散，亦良。

蜘蛛散

蜘蛛十四枚（炒焦）　桂枝五分

研末，取八分一匕，饮和，日再服，蜜丸亦可。

瘕疝茱萸泽泻乌头桂枝汤二方按语：

按此方无偏处。以病亦有服羊肉而愈者，盖羊肉温润肝木，木寒得温，木枯得润，所以病愈。如治此病，宜先以羊肉温润之，如不见效，再服本方亦妥。

积聚根原

积聚者，气血之凝瘀也。血积为癥，气积为瘕。

《金匮》：妇人宿有癥病，经断未及三月，而得漏下不止，胎动在脐上者，此为癥痼害，所以血不止者，其癥不去故也。缘瘀血癥聚，不在子宫，三月胎长，与癥痼相碍，故血阻而下，是癥病之为血也。

《伤寒》：阳明病，若中寒，不能饮食，小便不利，手足濈然汗出，此欲作痼瘕，必大便初硬而后溏，所以然者，以胃中冷，水谷不别故也。缘寒气凝结，水谷不消，则大便泄利，《难经》谓之大瘕泄，是瘕病之为气也。

癥瘕之病，多见寒热，以气血积聚，阳不外达，故内郁而发热；阴不内敛，故外束而恶寒。气统于肺，血藏于肝，气聚者，多下寒，血积者，多上热。盖离阴右降，而化金水，及其成水，而又抱阳气，故下焦不寒。气聚则金水失其收藏，阳不下蛰，是以寒生。坎阳左升，而化木火，及其成火，而又含阴精，故上焦不热，血积则木火失其生长，阴不上根，是以热作。

血性温暖而左升，至右降于金水，则化而为清凉，血之左积者，木之不温也；血之右积者，金之不凉也。气性清凉而右降，至左升于木火，则化为温暖，气之右聚者，金之不清也；气之左聚者，木之不暖也。而溯其原本，总原于土。己土不升，则木陷而血积；戊土不降，则金逆而气聚。中气健运而金木旋转，积聚不生，癥瘕弗病也。

化坚丸

甘草_{二两}　丹皮_{三两}　橘皮_{三两}　桃仁_{三两}　杏仁_{三两}　桂枝_{三两}

炼蜜、陈醋丸，酸枣大，米饮下三五丸，日二次。

若癥瘕结硬难消，须用破坚化癖之品。内寒加巴豆、川椒，内热加芒硝、大黄。

积聚之病，不过气血，左积者，血多而气少，加鳖甲、牡蛎，右聚者，气多而血少，加枳实、厚朴。总之，气不得血则不行，血不得气则不运，气聚者，血无有不积，血积者，气无有不聚，但有微甚之分耳。其内在脏腑者，可以丸愈，外在经络者，以膏药消之。

积聚化坚丸按语：

按此方橘皮、杏仁理滞气，丹皮、桃仁行瘀血，炙甘补中气，桂枝调荣卫，妙方也。

化坚膏

归尾四钱　鳖甲八钱　巴豆四钱（研）　黄连四钱　三棱四钱　莪术四钱　山甲一两二钱　筋余一钱

以上八味，用芝麻油一斤、净丹八两，熬膏。

硼砂四两　硇砂四钱　阿魏六钱（炒，研）　麝香二钱　人参四钱　三七四钱　山羊血四钱　肉桂四钱

以上八味，研细，入膏，火化，搅匀。稍冷，倾入水盆，浸二三日，罐收，狗皮摊。

皮硝水热洗皮肤，令透，拭干。生姜切搽数十次，贴膏。一切癖块积聚，轻者一贴，重者两贴，全消。渐贴渐小，膏渐离皮，未消之处，则膏黏不脱。

忌一切发病诸物，惟猪、犬、鸭、凫、有鳞河鱼、菘、韭、米、面不忌。其余海味、鸡、羊、黄瓜，凡有宿根之物，皆忌。若无鳞鱼、天鹅肉、母猪、荞麦、马齿苋，则忌之终身。犯之，病根立发。

若癖块重发，则不可救矣。

蛔虫根原

蛔虫者，厥阴肝木之病也。木郁则蠹生，肝郁则虫化。木以水为母而火为子，乙木升于己土，胎于癸水而生君火，水升而化清阳，是以火不上热；甲木降于戊土，胎于壬水而生相火，火降而化浊阴，是以水不下寒。肝升而胆降，火清而水暖，木气温畅，故蠹蛔不生，以其土运而木荣也。

土湿脾陷，不能荣达肝木，子母分离，寒热不交，木以水火中气，堙于湿土，不得上下调济，由是寒热相逼，温气中郁，生意盘塞，腐蠹朽烂，而蛔虫生焉。

凡物湿而得温，覆盖不发，则郁蒸而虫化，或热或寒，不能生也。故虫不生于寒冰热火之中，而独生于湿木者，以木得五行之温气也。温气中郁，下寒上热，故仲景乌梅丸方，连、柏与姜、附并用，所以清子气之上热，温母气之下寒也。不去中下之湿寒，而但事杀蛔，土败木枯，则蛔愈杀而生愈繁。此当温燥水土，以畅肝木，则蛔虫扫迹而去矣。医书杀虫之方，百试不效者也。

乌苓丸

乌梅百枚（米蒸，捣膏）　人参二两　桂枝二两　干姜二两　附子二两　川椒二两（去目，炒）　当归二两　茯苓三两

炼蜜如乌梅膏丸，梧子大，每服三十丸，日二次。

若虫积繁盛者，加大黄二两，巴霜二钱，下尽为佳。

蛔虫生化，原于土湿木郁，法以燥土疏木为主。线白虫证，是肝木陷于大肠，木郁不达，是以肛门作痒。虫生大肠之位，从庚金

化形，故其色白。而木陷之根，总由土湿，当于燥土疏木之中，重用杏仁、橘皮，以泻大肠滞气，佐以升麻，升提手阳明经之坠陷也。

蛔虫乌苓丸按语：

按此病寒湿为主，风热为标。治本不治标，治本之温药反以增风热之标气，而干姜、附、桂反受过矣，仍应遵仲景原方，加黄连、黄柏少许为是，但不宜多，照此方分两，加黄连一钱，黄柏二钱便行。

便坚根原

便坚者，手足阳明之病也。手阳明以燥金主令，足阳明从燥金化气，故手足阳明，其气皆燥。然手阳明，燥金也，戊土从令而化燥；足太阴，湿土也，辛金从令而化湿。土湿者，能化戊土而为湿，不能变庚金之燥；金燥者，能化辛金而为燥，不能变己土之湿，以从令者易化，而主令者难变也。故伤寒阳明之便结，肠胃之燥者也；反胃噎膈之便结，胃湿而肠燥者也，伤寒阳明之便结，肠胃之热燥者也；反胃噎膈之便结，胃之寒湿，而肠之寒燥者也。

以阳主开，阴主阖，阳盛则隧窍开通而便坚，阴盛则关门闭涩而便结。凡粪若羊矢者，皆阴盛而肠结，非关火旺也。盖肾司二便，而传送之职，则在庚金，疏泄之权，则在乙木。阴盛土湿，乙木郁陷，传送之窍既塞，疏泄之令不行。大肠以燥金之腑，闭涩不开，是以糟粕零下而不黏联，道路梗阻而不滑利。积日延久，约而为丸。其色黑而不黄者，水气旺而土气衰也。此证仲景谓之脾约，脾约者，阳衰湿盛，脾气郁结，不能腐化水谷，使渣滓顺下于大肠也。误用清润之剂，脾阳愈败，则祸变生矣。

阿胶麻仁汤

生地三钱　当归三钱　阿胶三钱（研）　麻仁三钱（研）

煎一杯，去滓，入阿胶，火化，温服。

治阳盛土燥，大便坚硬者。

结甚，加白蜜半杯。胃热，加芒硝、大黄。精液枯槁，加天冬龟胶。

肉苁蓉汤

肉苁蓉三钱　麻仁三钱　茯苓三钱　半夏三钱　甘草二钱　桂枝三钱

煎一杯，温服。治阳衰土湿，粪如羊矢者。

凡内伤杂病，粪若羊矢，结涩难下，甚或半月一行，虽系肝与大肠之燥，而根缘土湿。以脾不消磨，谷精埋郁而化痰涩，肝肠失滋，郁陷而生风燥故也。法宜肉苁蓉滋肝润肠，以滑大便。一切硝、黄、归、地、阿胶、龟甲、天冬之类，寒胃滑肠，切不可用。

便坚阿胶麻仁汤二方按语：

按此二方无偏处。

泄利根原

泄利者，肝脾之陷下也，谷入于胃，脾阳生磨，精华归于五脏而化气血，糟粕传于大肠而为大便。水入于胃，脾阳消克，化为雾气，上归于肺，肺气降洒，化而为水，注于膀胱，而为小便。水入膀胱而不入大肠，而后糟粕之后传者，不至于滑泄。水之消化，较难于谷，阳衰土湿，脾阳陷败，不能蒸水化气，则水谷混合，下趋二肠，而为泄利。

谷贮于大肠，水渗于膀胱，而其疏泄之权，则在于肝。今水入二肠而不入膀胱，则乙木疏泄之令，不行于膀胱而行于大肠，是以泄而不藏也。盖木生于水而长于土，水寒则生气不旺，而湿土郁陷，又复遏其发育之机，生长之意不遂，怒而生风，愈欲疏泄。膀胱空虚，既无可泄之物，大肠盈满，水谷停积，故乙木后泄而为下利。缘木气抑遏，郁极而发，为湿土所限，不能上达，势必下行，行则水谷摧注而下故也。其发之过激，冲突脏腑，则生疼痛。奔冲抵触，而不得上达，盘郁结塞，则生胀满。其一切诸证，皆缘土败而木贼也。

苓蔻人参汤

人参二钱　甘草二钱　白术三钱　干姜三钱　茯苓三钱　肉蔻一钱（煨，研）　桂枝三钱

煎大半杯，温服。

大便寒滑不收，小便热涩不利，加石脂以固大肠，粳米以通水道。

泄利缘肠胃寒滑，法以仲景理中为主，而加茯苓燥土，肉蔻敛肠，桂枝疏木，泄利自止。若滑泄不禁，则用桃花汤，干姜温其湿寒，石脂固其滑脱，粳米益其中气而通水道，无有不愈也。

泄利之原，率因脾肾寒湿，法宜温燥。间有木郁而生风热者，投以温燥，泄利愈加。然乙木虽为风热，而己土则是湿寒，宜清润其肝而温燥其脾。仲景乌梅丸方，连、柏与椒、姜、桂、附并用，治蛔厥而兼久利，最善方也。

《伤寒》：太阳与少阳合病，自下利者，与黄芩汤。若呕者，与黄芩半夏生姜汤。以少阳甲木从相火化气，其经本随阳明下降，甲

木不降，上逆而克戊土，戊土壅遏，水谷盛满莫容，于是吐利皆作。胆胃郁迫，相火升炎而生燥热。此黄芩汤证也。

《伤寒》：厥阴之为病，消渴，气上冲心，心中疼热，饥而不欲食，食则吐蛔，下之利不止。缘厥阴之经，木郁风动，津液耗损，故见消渴。风木郁冲，故心中疼热。下泄脾阳，乙木愈郁，己土被贼，故下利不止。此乌梅证也。

少阳之利，但有上热，故第用芩、芍以清胆火；厥阴之利，兼有下寒，故以连、柏清上，而并以姜、附温下。此虽伤寒之病，而亦杂证所时有，凡泄利之不受温燥者，皆此证也。杂证湿寒者多，燥热者少，千百之中，偶尔见之，不得与伤寒少阳之利同法治也。

泄利之家，肝脾下陷，则肺胃必上逆。胃逆不能降摄甲木，肺逆不能收敛相火，相火上炎，多生上热。久泄不已，相火郁升，往往喉舌生疮。疮愈则利作，利止则疮发。口疮者，胆胃之逆甚，下利者，肝脾之陷剧也，迭为盛衰，累年不愈。是宜温燥水土，驱其湿寒，下利既瘳，口疮亦平。庸工见其口疮而清上热，则脾阳益泄，利愈加而疮愈增矣。

泄利苓蔻人参汤按语：

按泄利之病，必见小便不利，饭食忽减，乃可用此方。因中虚土湿，木郁不能疏泄，故水入大肠而为泄利，干姜温中行水，桂枝达木气助疏泄以行小便，苓、术去湿补土，参、甘补中，肉蔻行滞，自是甚法。若阴虚阳动，五更泄利者，万不可再服干姜、桂枝助阳伤阴之药。阴虚阳动之人，小便必然清利，饮食必能照常，以阳气疏泄，五更阳动，收敛不住故也，宜养阴气补中土，助收敛之药，山药、熟地炭、白术、陈橘皮、白糖为是。亦有疏泄气弱，不能受阳药者，曾治一痢疾，小便不利，大便脓血，日数十行，服术更重，干姜、桂枝亦不宜，后用甜苁蓉一两，茯苓二两，白糖浓煎汁，徐徐服之，三日小便利而愈。此则精血大枯，不能受阳动与横滞之药。甜苁蓉补肝经血中阳气，助其疏泄，小便故利而病愈。小便利则土燥中气复也。

痢疾根原

痢疾者，庚金乙木之郁陷也，金主气而木主血，金生于土，木生于水。水温土燥，则金融而气调，木荣而血畅。水寒土湿，不能升庚金而达乙木，则金木俱陷。

魄门者，肾之所司，而阳明燥金之腑也。金性敛而木性泄，其出而不至于遗矢者，庚金敛之也；其藏而不至于闭结者，乙木泄之也。湿土与金木俱陷，则金愈郁而愈欲敛，木愈郁而愈欲泄。金愈欲敛，故气滞而不通，木愈欲泄，故血脱而不藏。

木气疏泄，而金强敛之，隧路梗阻，传送艰难，是以便数而不利。金气凝涩，而木强泄之，滞气缠绵，逼迫而下，血液脂膏，剥蚀摧伤，是以肠胃痛切，脓血不止。其滑白而晶莹者，金色之下泄，其后重而腥秽者，金气之脱陷也。久而膏血伤残，脏腑溃败，则绝命而死矣。

此其病湿寒为本，而湿热为标。病在少阴，则始终皆寒，病在厥阴，则中变为热，故仲景于少阴脓血，用桃花汤，于厥阴下重，用白头翁汤。缘水病则生寒，木病则生热，而寒热之原，总归于太阴之湿。盖土湿而水侮之，则郁而为湿寒，土湿而木克之，则郁而为湿热之故也。

桂枝苁蓉汤

甘草二钱　桂枝三钱　芍药三钱　丹皮三钱　茯苓三钱　泽泻三钱
橘皮三钱　肉苁蓉三钱

煎大半杯，温服。

湿寒加干姜，湿热加黄芩，后重加升麻。

痢家肝脾湿陷，脂血郁腐，法当燥湿疏木，而以苁蓉滋肝滑肠，尽行腐瘀为善。若结涩难下，须用重剂苁蓉，荡涤陈宿，使滞开痢止，然后调其肝脾。其脾肾寒湿，则用桃花汤温燥己土。其木郁生热，则用白头翁凉泻肝脾，湿热自当应药而瘳也。

痢疾桂枝苁蓉汤按语：

按此方丹皮、芍药泻木火之郁，未可定为此病主方。缘痢疾因土湿中虚木滞，肝、脾、大肠三经下陷居多。芍药甚败脾阳，丹皮亦系凉药，如果木热，滞而不通，乃可用之。苁蓉乃补肝经血中阳气以助疏泄之药，痢疾全因肝经阳弱，不能疏泄，小便不能由前畅行，木气陷于大肠，故致后重。此病重用苁蓉乃助肝经疏泄以行小便，并非使之滑肠，尽去腐瘀。便下脓血乃肠中脂膏，万不可去。有谓苁蓉系滋阴之药，见重服苁蓉有效，遂因用熟地者，此大误也。小便不利者，忌熟地。苁蓉须用无盐味者乃妥，药店谓之甜苁蓉。

痢疾有恶寒发热者，不可认为外感，缘荣秉肝木之气，卫秉肺金之气，金木之气不和，荣卫遂失常而作寒热也

淋沥根原

淋沥者，乙木之郁陷于壬水也。膀胱为太阳寒水之腑，少阳相火随太阳而下行，络膀胱而约下焦，实则闭癃，虚则遗溺。相火在

下，逢水则藏，遇木则泄，癸水藏之，故泄而不至于遗溺，乙木泄之，故藏而不至于闭癃，此水道所以调也。

水之能藏，赖戊土之降，降则气聚也；木之能泄，赖己土之升，升则气达也。胃逆而水不能藏，是以遗溺，脾陷而木不能泄，是以闭癃。淋者，藏不能藏，既病遗溺，泄不能泄，又苦闭癃。

水欲藏而木泄之，故频数而不收；木欲泄而水藏之，故梗涩而不利。木欲泄而不能泄，则溲溺不通；水欲藏而不能藏，则精血不秘。缘木不能泄，生气幽郁而为热，溲溺所以结涩；水不能藏，阳根泄露而生寒，精血所以流溢。

而其寒热之机，悉由于太阴之湿。湿则土陷而木遏，疏泄不行，淋痢皆作。淋痢一理，悉由木陷，乙木后郁于谷道则为痢，前郁于水腑则为淋。其法总宜燥土疏木，土燥而木达，则疏泄之令畅矣。

桂枝苓泽汤

茯苓三钱　泽泻三钱　甘草三钱（生）　桂枝三钱　芍药三钱

煎大半杯，热服。

肝燥发渴，加阿胶。

脾为湿土，凡病则湿，肝为风木，凡病则燥。淋家土湿脾陷，抑遏乙木发生之气，疏泄不畅，故病淋涩。木郁风动，津液耗损，必生消渴。其脾土全是湿邪，而其肝木则属风燥。血藏于肝，风动则血消，此木燥之原也。苓、泽、甘草，培土而泻湿，桂枝、芍药，疏木而清风，此是定法。土愈湿则木愈燥，若风木枯燥之至，芍药不能清润，必用阿胶。仲景猪苓汤，善利小便，茯苓、猪苓、泽泻、滑石，利水而泻湿，阿胶清风而润燥也。

水性蛰藏，木性疏泄。乙木生于癸水，相火封藏，癸水温暖，温气左升，则化乙木。生气畅茂，乙木发达，疏泄之令既遂，则水道清通而相火必秘。土陷木遏，疏泄不遂，而愈欲疏泄，则相火泄露而膀胱热涩。膀胱之热涩者，风木相火之双陷于膀胱也。足少阳甲木化气于相火，与手少阳三焦并温水脏，手少阳之相火泄，则下陷于膀胱而病淋；足少阳之相火泄则，上逆于胸膈而病消。其原总由于乙木之郁也。膀胱热涩之极者，加栀子、黄柏，以清三焦之陷，则水腑清矣。

乙木之温，生化君火，木郁阳陷，温气抑遏，合之膀胱沦陷之相火，故生下热。然热在肝与膀胱，而脾则是湿，肾则是寒。寒水侮土，移于脾宫，则脾不但湿，而亦且病寒。其肝与膀胱之热，不得不清，而脾土湿寒，则宜温燥，是宜并用干姜，以温己土。若过清肝热，而败脾阳，则木火增其陷泄，膀胱热涩，永无止期矣。惟温肾之药，不宜早用，恐助膀胱之热。若膀胱热退，则宜附子暖水，以补肝木发生之根也。

肾主藏精，肝主藏血，木欲疏泄，而水莫蛰藏，则精血皆下。其精液流溢，宜薯蓣、山萸以敛之。其血块注泄，宜丹皮、桃仁以行之。

淋家或下沙石，或下白物。砂石者，膀胱热癃，溲溺煎熬所结。水曰润下，润下作咸，溲溺之咸者，水之润下而成也。百川下流，则归于海，海水熬炼，则结盐块，膀胱即人身之海，砂石即海水之盐也。

白物者，脾肺湿淫所化。湿旺津凝，则生痰涎，在脾则克其所胜，在肺则传其所生，皆入膀胱。膀胱湿盛，而下无泄窍，湿气淫泆，化为带浊。白物黏联，成块而下，即带浊之凝聚者也。与脾肺生痰，其理相同，淋家下见白物，上必多痰，泻湿宜重用苓、泽，若其痰多，用仲景小半夏加茯苓、橘皮以泻之。

女子带浊崩漏，与男子白浊血淋同理，皆湿旺木郁之证。内伤百病，大率由于土湿，往往兼病淋涩，而鼓胀、噎膈、消渴、黄疸之家更甚。是缘阳虚土败，金木双郁。燥土温中，辅以清金疏木之品，淋涩自开。庸工见其下热，乃以大黄，益败脾阳，谬妄极矣！淋家下热之至，但有栀子、黄柏证，无有大黄、芒硝证，其热不在脾胃也。

一切带浊、崩漏、鼓胀、黄疸，凡是小便淋涩，悉宜熏法。用土茯苓、茵陈蒿、栀子、泽泻、桂枝，研末布包，热熨小腹，外以手炉烘之。热气透彻，小便即行，最妙之法。

淋沥桂枝苓泽汤按语：

按此方苓、泽泄土湿，桂枝达乙木，芍药清风泻火是矣。何以又用生甘草而不用炙甘草？如嫌炙甘草壅满，何妨少用？生甘草过于寒凉，此方必系木郁而热滞之方也。

此病亦有重用山药、阿胶、半夏、橘皮而愈者，则缘于身右之降气不足，收敛力弱，所以身左之升气无力，因而下陷以至于病淋沥。若遇桂枝升达之性，势必愈伤身右之降气，是为阴虚之病。阴虚之脉，右寸右关浮大，左关左尺微小，亦易分辨。

女子带浊、崩漏，固然由于土湿，其中亦有阴虚不能收敛者，当审脉象以定之。论中言膀胱热极者，加栀子、黄柏以清三焦之陷一语，此陷字是言已陷之火，郁而成热，故用凉药清而去之，并非栀、柏能升三焦之陷也。

杂病解（下）

中风根原

中风者，土湿阳衰，四肢失秉而外感风邪者也。四肢，诸阳之本，营卫之所起止，而追其根原，实秉气于脾胃。脾土左旋，水升而化血，胃土右转，火降而化气。血藏于肝，气统于肺，而行于经络，则曰营卫。四肢之轻健而柔和者，营卫之滋荣，而即脾胃之灌注也。

阳亏土湿，中气不能四达，四肢经络，凝涩不运，卫气阻梗，则生麻木。麻木者，肺气之郁，肺主皮毛，卫气郁遏，不能煦濡皮毛，故皮肤枯槁而顽废也。诸筋者，司于肝而会于节，土湿木郁，风动血耗，筋脉结涩，故肢节枯硬。一曰七情郁伤，八风感袭，闭其皮毛而郁其经脏，经络之燥盛，则筋脉急挛，肢节蜷缩，屈而不伸，痹而不仁也；脏腑之湿盛，则化生败浊，堵塞清道，神迷言拙，顽昧不灵也。人身之气，愈郁则愈盛，皮毛被感，孔窍不开，郁其筋节之燥，故成瘫痪，郁其心肺之湿，故作痴瘖。

脏腑者，肢节之根本，肢节者，脏腑之枝叶，根本既拔，枝叶必瘁，非尽关风邪之为害也。风者，百病之长，变无常态，实以病家本气之不一，因人而变，而风未尝变。风无刻而不扬，人有时而病作，风同而人异也。此与外感风伤卫气之风，原无悬殊，粗工不解，谬分西北东南，真假是非之名，以误千古，良可伤也。

桂枝乌苓汤

桂枝三钱　芍药三钱　甘草二钱　首乌三钱　茯苓三钱　砂仁一钱

煎大半杯，温服。

治左半偏枯者。中下寒，加干姜、附子。

黄芪姜苓汤

黄芪三钱　人参三钱　甘草二钱　茯苓三钱　半夏三钱　生姜三钱

煎大半杯，温服。治右半偏枯者。

中下寒，加干姜、附子。病重者，黄芪、生姜可用一二两。

中风之证，因于土湿，土湿之故，原于水寒。寒水侮土，土败不能行气于四肢，一当七情内伤，八风外袭，则病中风。

肝藏血而左升，肺藏气而右降，气分偏虚，则病于右，血分偏虚，则病于左，随其所虚而病枯槁，故曰偏枯。左半偏枯，应病在足大指，足厥阴肝经行于足大指也。若手大指亦病拳曲，则是血中之气滞也。右半偏枯，应病在手大指，手太阴肺经行于手大指也。若足大指亦病拳曲，则是气中之血枯也。究之左右偏枯，足大指无不病者，以足太阴脾行足大指，太阴脾土之湿，乃左右偏枯之原也。

土湿则肾水必寒，其中亦有湿郁而生热者。然热在上而不在下，热在肝胆而不在脾肾。而肝胆之燥热，究不及脾肾寒湿者之多，总宜温燥水土，以达肝木之郁。风袭于表，郁其肝木，木郁风生，耗伤津血，故病挛缩。木达风息，血复筋柔，则挛缩自伸。其血枯筋燥，未尝不宜阿胶、首乌之类，要当适可而止，过用则滋湿而败脾阳，不可不慎。

风家肢节挛缩，莫妙于熨法。右半偏枯，用黄芪、茯苓、生姜、附子，左半偏枯，用首乌、茯苓、桂枝、附子，研末布包，热熨病处关节。药气透微，则寒湿消散，筋脉和柔，拳曲自松，药用布巾缚住，外以火炉温之。三四次后，气味稍减，另易新者。久而经络温畅，发出臭汗，一身气息非常，胶黏如饴，则肢体活软，屈伸如意矣。

其神迷不清者，胃土之逆也；其舌强不语者，脾土之陷也。以胃土上逆，浊气郁蒸，化生痰涎，心窍迷塞，故昏愦不知人事；脾土下陷，筋脉紧急，牵引舌本，短缩不舒，故蹇涩不能言语。此总由湿气之盛也。仲景《金匮》：邪入于腑，即不识人，邪入于脏，舌即难言者，风邪外袭，郁其脏腑之气，非风邪之内入于脏腑也。一切羌、独、芜、防驱风之法，皆庸工之妄作，切不可服！惟经脏病轻，但是鼻口偏邪，可以解表。用茯苓、桂枝、甘草、生姜、浮萍，略取微汗，偏斜即止。

其大便结燥，缘于风动血耗，而风动之由，则因土湿而木郁。法宜阿胶、苁蓉，清风润燥，以滑大肠。结甚者，重用苁蓉，滋其枯槁。龟甲、地黄、天冬之类，滋湿伐阳，慎不可用，中气一败，则大事去矣。庸工至用大黄，可恨之极！

其痰涎胶塞，迷惑不清者，用葶苈散下之，痰去则神清。

葶苈散

葶苈三钱　白芥子三钱　甘遂一钱

研细，每服五分。

宿痰即从便下。

中风桂枝乌苓汤三方按语：

按中风之病，黄氏谓为土湿阳衰，四肢失秉，外感风邪，一方补中燥土兼调荣气，一方补中燥土兼调卫气，诚是矣。

但中风之病，尚有阳元离阴而病者，亦有木枯气动而病者，亦有痰食阻滞而病者。

阳元离阴者，缘人身之气，左升右降，升属阳而降属阴，中气不衰，升降平匀，阳升化阴，阴降化阳，相抱如环，不病中风。如其阳气偏元，阴气不足，相抱如环之气，忽然升而不降，人身遂至偏倒。此则中气固虚，土未必湿也。

木枯气动者，平日纵欲伤精，木气失养，一旦触怒伤肝，肝气冲动，平人木气主疏泄，金气主收敛，此时只见木气之疏泄，不见金气之收敛，人身之气偏重一边，遂至卒然昏倒，此则中虚土湿而又肾精虚弱，木气枯燥也。

食痰阻滞而病者，饱食之后，忽然头昏而卒倒，或忽然痰阻头昏而卒倒，此必中既虚土又湿，阳又元，木又枯兼而有之，中气旋转不力，阴阳升降不平，然后食下而气愈滞，痰泛而气愈凝，气既凝滞不通，所以卒然昏倒也。

黄氏两方系治中风之已成后，半身偏枯者，此病须于未中时先治之，初中时急治之，使之不成偏枯为妙。如已偏枯，则费事矣。

治于未中之先者，未病中风，必有先兆，或觉腹部发热，或忽然头部发晕，或手足麻木，或肌肉跳动，或口眼忽觉歪斜，或夜半阳举异常，或小便过多，或大便滑溏，而面色浮红，或易动肝气。如见以上诸象，其脉必大小不调，或鼓指有力，是为将来中风之兆，急须常服滋木、补土、培阴、敛阳、去滞、消积之药，使左右升降调和不偏，自可不病。

急治于初中之时者，初中之时，中气与荣卫同时分离，离而不和，则气脱而人死，登时复合，则汗然而愈，不成偏枯。离而复合，稍见迟缓，则成偏枯。但登时复合，抑非医生所能为力，必须病人于仆跌之际，将气用力吸住，愈吸愈深，不使有气呼出，吸到十分登底之时，鼻中觉有臭气呼出，自然出汗，此时中气荣卫可免分离，速进理中汤，安卧静养，不成偏枯也。

此病并非中外来之风邪，乃中本身之风邪。言其本身风木之气不和，冲动飞扬，荣不交卫，故一跌仆，外则荣卫分离，内则中气散乱。如其离而不合，乱而不理，则登时气脱而人死。其病偏枯者，皆离而复合，乱而复理，不能复常，荣卫之行，有不到处也，右边不到，则右边半枯，左边不到，则左边偏枯。如其年方强壮，在四十以内，调治得法，当有平复之望，如四十以外，生气日不见长，能平复者少也。此病人知为中风，不知为肝阳枯元之风，至于荣卫与中气，因肝风冲动分离之理，解者更少也，其或见痰见火者，标气之实也，而标气之实，皆由本气之虚也，标气实者，须大滋风木，透发荣卫，但须顾着中气，不顾中气祸立至矣。

历节根原

历节者，风寒湿之邪，伤于筋骨者也。膝踝乃众水之溪壑，诸筋之节奏，寒则凝沍于溪谷之中，湿则淫泆于关节之内，故历节病焉。

足之三阴，起于足下，内循踝膝，而上胸中。而少厥水木之升，随乎太阴之土，土湿而不升，则水木俱陷，于是癸水之寒生，乙木之风起。肉主于脾，骨属于肾，筋司于肝，湿淫则肉伤，寒淫则骨伤，风淫则筋伤。筋骨疼痛而肌肉壅肿者，风寒湿之邪，合伤于足三阴之经也。

其病成则内因于主气，其病作则外因于客邪。汗孔开张，临风入水，水湿内传，风寒外闭，经热郁发，肿痛如折，虽原于客邪之侵陵，实由于主气之感召，久而壅肿拳曲，跛蹇疲癃。此亦中风之类也，而伤偏在足，盖以清邪居上，浊邪居下，寒湿，地下之浊邪，同气相感，故伤在膝踝。诸如膝风、脚气，色目非一，而究其根源，正自相同。

凡腿上诸病，虽或木郁而生下热，然热在经络，不在骨髓，其骨髓之中，则是湿寒，必无湿热之理。《金匮》义精而法良，当思味而会其神妙也。

桂枝芍药知母汤

桂枝四钱　芍药三钱　甘草二钱　白术二钱　附子二钱　知母四钱　防风四钱　麻黄二钱　生姜五钱

煎大半杯，温服。

历节风证，肢节疼痛，足肿头眩，短气欲吐，身羸发热，黄汗沾衣，色如柏汁，此缘饮酒汗出，当风取凉，酒气在经，为风所闭，湿邪淫泆，伤于筋骨。湿旺土郁，汗从土化，是以色黄。其经络之中，则是湿热，其骨髓之内，则是湿寒。法宜术、甘培土，麻、桂通经，知母、芍药，泻热而清风，防风、附子，去湿而温寒。湿寒内消，湿热外除，肿痛自平。若其病剧，不能捷效，加黄芪以行经络，乌头以驱湿寒，无有不愈。一切膝风、脚气诸证，不外此法。

乌头用法：炮，去皮脐，切片，焙干，蜜煎，取汁，入药汤服。

历节桂枝芍药知母汤：

按此方无偏处。用时酌其寒热之轻重以定用药之缓急则得矣。

痉病根原

痉病者，汗亡津血而感风寒也。太阳之脉，自头下项，行身之背，发汗太多，伤其津血，筋脉失滋，复感风寒，筋脉挛缩，故颈项强急，头摇口噤，脊背反折也。《素问·诊要经终论》：太阳之脉，其终也，戴眼，反折，瘈疭，即痉病之谓。以背脊之筋，枯硬而紧急故也。

太阳以寒水主令，而实化于丙火。盖阴阳之理，彼此互根，清阳左旋，则癸水上升而化君火；浊阴右转，则丙火下降而化寒水。汗亡津血，阴虚燥动，则丙火不化寒水而生上热，是以身首发热而面目皆赤也。寒水绝其上源，故小便不利。背者，胸之府，肺位于胸，壬水生化之源也。肺气清降，氤氲和洽，蒸为雨露，自太阳之经注于膀胱，则胸膈清空而不滞，太阳不降，肺脏壅郁，故浊气上冲于胸膈也。太阳之经，兼统营卫，风寒伤人，营卫攸分，其发热汗出，不恶寒者，名曰柔痉，风伤卫也，其发热无汗，反恶寒者，名曰刚痉，寒伤营也。

病得于亡汗失血之后，固属风燥，而汗血外亡，温气脱泄，实是阳虚。滋润清凉之药，未可肆用也。

栝楼桂枝汤

栝楼根四钱　桂枝三钱　芍药三钱　甘草二钱　生姜三钱　大枣四枚

煎大半杯，热服，覆衣，饮热稀粥，取微汗。

治风伤卫气，发热汗出者。

葛根汤

葛根四钱　麻黄三钱（先煎，去沫）　桂枝二钱　芍药二钱　甘草二钱　生姜三钱　大枣四枚

煎大半杯，热服，覆衣，取微汗。

治寒伤营血，发热无汗者。

痉病是太阳证，亦有在阳明经者。若胸满口噤，卧不着席，脚挛齿齘者，胃土燥热，筋脉枯焦之故。宜重用清凉滋润之味，不可拘太阳经法。甚者，宜大承气汤，泻其胃热乃愈。

痉病栝楼桂枝汤二方按语：

按此二方无偏处。但云丙火下降一层，其中实系相火作用，非丙火下降。丙火之经，以升为顺故也，三焦相火与小肠丙火，同主水道，故亦曰丙火化壬水也。

湿病根原

湿病者，太阴湿旺而感风寒也。太阴以湿土主令，肺以辛金而化湿，阳明以燥金主令，胃以戊土而化燥，燥湿相敌，是以不病。人之衰也，湿气渐长而燥气渐消。及其病也，湿盛者不止十九，燥盛者未能十一。阴易盛而阳易衰，阳盛则壮，阴盛则病，理固然也。

膀胱者，津液之腑，气化则能出，肺气化水，渗于膀胱，故小便清长。土湿则肺气埴郁，不能化水，膀胱闭癃，湿气浸淫，因而弥漫于周身。湿为阴邪，其性亲下，虽周遍一身，无处不到，究竟膝踝关节之地，承受为多。一遇风寒感冒，闭其皮毛，通身经络之气，壅滞不行，则疼痛热烦而皮肤熏黄。湿凌上焦，则痛在头目；湿淫下部，则痛在膝踝，湿侵肝肾，则痛在腰腹。湿遍一身，上下表里，无地不疼，而关窍骨节，更为剧焉。

其火盛者，郁蒸而为湿热；其水盛者，淫泆而为湿寒，而总之悉本于阳虚。法当内通其膀胱，外开其汗孔，使之表里双泻也。

茵陈五苓散

白术　桂枝　茯苓　猪苓　泽泻

等份，为散，每用五钱，调茵陈蒿末一两，和匀，空腹米饮调服一汤匙，日三服。多饮热汤，取汗。

湿家日晡烦疼，以土旺午后申前，时临未支，湿邪旺盛也。若发热恶寒，是表邪闭固，加紫苏、青萍，以发其汗。

元滑苓甘散

元明粉　滑石　茯苓　甘草

等份，为末，大麦粥汁和服一汤匙，日三服。

湿从大小便去，尿黄粪黑，是其候也。

湿旺脾郁，肺壅而生上热，小便黄涩，法宜清金利水，以泻湿热。若湿邪在腹，肺气壅滞，以致头痛鼻塞，声音重浊，神气郁烦，当于发汗利水之中，加橘皮、杏仁，以泻肺气。

苓甘栀子茵陈汤

茵陈蒿三钱　栀子二钱　甘草二钱（生）　茯苓三钱

煎大半杯，热服。

治小便黄涩，少腹满胀者。服此小便当利，尿如皂角汁状，其色正赤。一宿腹减，湿从小便去矣。

湿家腹满尿涩，是木郁而生下热，法当利水泻湿，而加栀子，以清膀胱。若湿热在脾，当加大黄、芒硝。如湿热但在肝家，而脾肾寒湿，当加干姜、附子。若膀胱无热，但用猪苓汤，利其小便可也。

湿病茵陈五苓散三方按语：

按此三方无偏处。但云阴易盛则未必，湿易长则诚然。

黄疸根原

黄疸者，土湿而感风邪也。太阴湿土主令，以阳明戊土之燥，亦化而为太阴之湿。设使皮毛通畅，湿气淫蒸，犹得外泄。一感风邪，卫气闭阖，湿淫不得外达，脾土埋郁，遏其肝木。肝脾双陷，水谷不消，谷气瘀浊，化而为热。瘀热前行，下流膀胱，小便闭涩，水道不利。膀胱瘀热，下无泄路，熏蒸淫泆，传于周身，于是黄疸成焉。

其病起于湿土，而成于风木，以黄为土色，而色司于木，木邪传于湿土，则见黄色也。或伤于饮食，或伤于酒色，病因不同，总由于阳衰而土湿。湿在上者，阳郁而为湿热，湿在下者，阴郁而为湿寒。乙木下陷而阳遏阴分，亦化为湿热；甲木上逆而阴旺阳分，亦化为湿寒。视其本气之衰旺，无一定也。

其游溢于经络，则散之于汗孔。其停瘀于膀胱，则泄之于水道。近在胸膈，则涌吐其腐败；远在肠胃，则推荡其陈宿。酌其温凉寒热，四路涤清，则证有变状而邪无遁所，凡诸疸病，莫不应手消除也。

谷疸

谷入于胃，脾阳消磨，蒸其精液，化为肺气。肺气宣扬，外发皮毛而为汗，内渗膀胱而为溺。汗溺输泄，土不伤湿，而木气发达，则疸病不作。阳衰土湿，水谷消迟，谷精埋郁，不能化气，陈腐壅遏，阻滞脾土，木气遏陷，土木郁蒸，则病黄疸。

中气不运，升降失职，脾陷则大便滑溏，胃逆则上脘痞闷。浊气熏腾，恶心欲吐，恶闻谷气。食则中气愈郁，头眩心烦。此当扩清其菀陈，除旧而布新也。

酒疸

酒醴之性，湿热之媒，其濡润之质，入于脏腑，则生下湿；辛烈之气，腾于经络，则生上热。汗溺流通，湿气下泄而热气上达，可以不病。汗溺闭塞，湿热遏瘀，乃成疸病。

其性嗜热饮者，则濡润之下伤差少，而辛烈之上伤颇重；其性嗜冷饮者，则辛烈之上伤有限，而湿寒之下伤为多。至于醉后发渴，凉饮茶汤，寒湿伤脾者，不可胜数，未可以湿热概论也。

色疸

肾主蛰藏，相火之下秘而不泄者，肾藏之也。精去则火泄而水寒，寒水泛滥，浸淫脾土，脾阳颓败，则湿动而寒生。故好色之家，久而火泄水寒，土湿阳亏，多病虚劳，必然之理也。水土寒湿，不能生长木气，乙木遏陷，则生下热。土木合邪，传于膀胱，此疸病所由生也。

其湿热在于肝胆，湿寒在于脾肾。人知其阴精之失亡，而不知其相火之败泄，重以滋阴助湿之品，败其脾肾微阳，是以十病九死，不可活也。

甘草茵陈汤

茵陈三钱　栀子三钱　大黄三钱　甘草三钱（生）

煎大半杯，热服。

治谷疸，腹满尿涩者。

服后小便当利，尿如皂角汁状，其色正赤。一宿腹减，黄从小便去也。

茵陈五苓散

白术　桂枝　猪苓　茯苓　泽泻

等份，为散，每用五钱，调茵陈蒿末一两，空腹米饮和服一汤匙，日三服。多饮热汤，取汗。

治日暮寒热者。

硝黄栀子汤

大黄四钱　芒硝三钱　栀子三钱

煎大半杯，热服。

治汗出腹满者。

栀子大黄汤

栀子三钱　香豉三钱　大黄三钱　枳实三钱

煎一杯，热分三服。

治酒疸，心中懊侬热疼，恶心欲吐者。

元滑苓甘散

元明粉　滑石　甘草　茯苓

等份，为末，大麦粥汁和服一汤匙，日三服。

治色疸，额黑身黄者。

服后病从大小便去，尿黄粪黑，是其候也。

色疸，日晡发热恶寒，膀胱急，小便利，大便黑溏，五心热，腹胀满，身黄，额黑，此水土瘀浊之证，宜泻水去湿，通其二便。仲景用硝矾散，硝石清热，矾石去湿。此变而为滑石、元明粉，亦即硝矾之意。用者酌量而通融之，不可拘泥。

黄疸之家，脾肾湿寒，无内热者，当用姜、附、茵陈，不可误服硝黄也。

黄疸甘草茵陈汤五方按语：

按黄疸根原，脾肾湿寒，木郁为热，热蕴湿中，无路排泄，则成疸病。是热系病标，寒系病本。甘草、茵陈诸方标病正盛之治法也，所以总结数语，谓无内热者，当用姜、附，不可误服硝、黄也，但标病正盛之时，误服姜、附，热加而阴灼，湿益无路排泄，则肿胀立至，害亦大也，医家最难措手，惟有黄病为脉法不能明辨，别难矣。

暍病根原

暍病者，暑热而感风寒也。热则伤气，寒则伤形。《素问·通评虚实论》：气盛身寒，得之伤寒，气虚身热，得之伤暑。以寒性敛闭，暑性疏泄，寒闭其形而皮毛不开，是以气盛而身寒；暑泄其气而腠理不阖，是以气虚而身热。暍病则伤于暑，而又伤于寒者也。

盛暑汗流，元气蒸泄，披清风而浴寒水，玄府骤闭，《素问》：玄府者，汗孔也。里热不宣，故发热恶寒，口渴齿燥，身重而疼痛，脉细而芤迟也。盖气不郁则不病，虽毒热挥汗，表里燔蒸，筋力懈惰，精神委顿，而新秋变序，暑退凉生，肺府清爽，精力如初，不遇风寒，未尝为病。及热伤于内，寒伤于外，壮火食气，而腠理忽敛，气耗而热郁，于是病作也。

汗之愈泄其气，则恶寒益甚。温之愈助其火，则发热倍增。下之愈亡其阳，则湿动木郁，而淋涩弥加。法当补耗散之元气，而不至于助火，清烦郁之暑热，而不至于伐阳。清金而泻热，益气而生津，无如仲景人参白虎之为善也。

人参白虎汤

石膏三钱　知母三钱　甘草二钱　粳米半杯　人参三钱

米熟汤成，取大半杯，热服。

暍病人参白虎汤按语：

按此方无偏处。此病内热外寒，外寒为卫郁，何以不泄卫？缘里热郁盛，荣不交卫，故见荣郁，但乎里热，荣卫自交，外寒自去。况暑病脉虚，虽见恶寒，并无太阳表病，故无须泄卫。伤寒之必须麻黄以泄卫者，天地之气正当严寒闭塞之时，人身卫气郁阻，非泄卫气不能调和荣卫，与暑病脉虚里热，格住卫气不同，乌梅四枚，炙草一钱，热服亦愈，不必定用人参白虎。乌梅生津以平里热，炙草补中气，缘暑病亦人身疏泄之气偏胜之病，乌梅平疏泄也。

霍乱根原

霍乱者，饮食寒冷而感风寒也。夏秋饮冷食寒，水谷不消，其在上脘则为吐，其在下脘则为泄。或吐或泄，不并作也。一感风寒，皮毛闭塞，而宿物陈菀壅遏，中气盛满莫容，于是吐泄并作。

其吐者，胃气之上逆，其泄者，脾气之下陷。胃土之逆者，胆木之上逼也，脾土之陷者，肝木之下侵也。盖中气郁塞，脾胃不转，不能升降木气，木气郁迫，而克中宫，刑以胆木则胃逆，贼以肝木则脾陷也。肝胆主筋，水土寒湿，木气不荣，是以筋转。

吐泄无余，寒瘀尽去，土气渐回，阳和徐布，中气发扬，表邪自解。若其不解，外有寒热表证，宜以麻、桂发之，而温以理中、四逆之辈。表寒既退，而脏腑松缓，痛泄自止。若其不能吐泄，腹痛欲死，可用大黄附子，温药下之，陈宿推荡，立刻轻安。病在火令，全属寒因，是以仲景立法，率主理中、四逆。变通理中、四逆之意，则病有尽而法无穷矣。倘泥时令而用清凉，是粗工之下者也。

桂苓理中汤

人参一钱　茯苓二钱　甘草二钱　干姜三钱　桂枝三钱　白术三钱　砂仁二钱　生姜三钱

煎大半杯，温服。

吐不止，加半夏。泄不止，加肉蔻。外有寒热表证，加麻黄。转筋痛剧，加附子、泽泻。

霍乱桂苓理中汤按语：

按霍乱之见于盛夏者，夏月阳气在上，上热下寒，人气应之，下寒则中虚土弱，是以脾陷胃逆而病霍乱。仲景理中之法，不知人身气化与天时同气之理者不解也。黄氏此方自无偏处。惟胃逆而脾不陷者，相火逆升，胆、胃二经，热结不降，仲景亦用大黄黄连黄芩泻心汤，轻泻胆、胃热逆，以复中气旋转之旧。但须确系胆、胃经结热逆，乃可用之，且轻用勿犯胃气为是。此症渴热干呕而不利，若兼利虽泻亦主理中丸。此证甚少，理中汤为证甚多，不过不可不知理中之外，尚有泻心之理法耳。然说到根原二字上来，仍主理中汤丸，如中气不虚，何至胃逆也？其不能吐泄，腹痛欲死。用大黄、附子温下之法，尤见理中之妙。

痎疟根原

痎疟者，阴邪闭束，郁其少阳之卫气也。人之六经，三阴在里，三阳在表，寒邪伤人，同气相感，内舍三阴。少阳之经，在二阳之内，三阴之外，内与邪遇，则相争而病作。

其初与邪遇，卫气郁阻，不得下行，渐积渐盛。内与阴争，阴邪被逼，外乘阳位，裹束卫气。闭藏而生外寒，卫为阴束，竭力外发，重围莫透，鼓荡不已，则生战栗。少阳甲木，从相火化气，及其相火郁隆，内热大作，阴退寒消，则卫气外发而病解焉。

卫气昼行六经二十五周，夜行五脏二十五周，寒邪浅在六经，则昼与卫遇而日发；深在五脏，则夜与卫遇而暮发。卫气离，则病休，卫气集，则病作。缘邪束于外，则恶寒，阳郁于内，则发热。阳旺而发之速，则寒少而热多；阳虚而发之迟，则寒多而热少。阳气日盛，则其作日早。阳气日衰，则其作日晏。阳气退败，不能日与邪争，则间日乃作。

此以暑蒸汗泄，浴于寒水，寒入汗孔，舍于肠胃之外，经脏之间。秋伤于风，闭其腠理，卫气郁遏，外无泄路，内陷重阴之中，鼓动外发，则成疟病也。

温疟

先伤于寒而后中于风，先寒后热，是谓寒疟；先中于风而后伤于寒，先热后寒，是谓温疟。以冬中风邪，泄其卫气，卫愈泄而愈闭，郁为内热，又伤于寒，束其皮毛，热无出路，内藏骨髓之中。春阳发动，内热外出，而表寒闭束，欲出不能。遇盛暑毒热，或用力烦劳，气蒸汗流，热邪与汗皆出，表里如焚，及其盛极而衰，复反故位，阴气续复，是以寒生也。

瘅疟

其但热而不寒者，是谓瘅疟。瘅疟即温疟之重者。以其阳盛阴虚，肺火素旺，一当汗出而感风寒，卫郁热发，伤其肺气，手足如烙，烦冤欲呕。阳亢阴枯，是以但热无寒。其热内藏于心，外舍分肉之间，令人神气伤损，肌肉消铄，疟之最剧者也。

牝疟

其寒多而热少者，是谓牝疟。以其阴盛阳虚，卫郁不能透发，故寒多热少。盖疟病之寒，因阴邪之束闭，疟病之热，缘卫阳之郁发。其相火虚亏，郁而不发，则纯寒而无热；相火隆盛，一郁即发，则纯热而无寒。其热多者，由相火之偏胜，其寒多者，因相火之偏虚也。疟在少阳，其脉自弦，弦数者火盛则多热，弦迟者水盛则多寒，理自然耳。

柴胡栝蒌干姜汤

柴胡三钱　黄芩三钱　甘草二钱　人参一钱　生姜三钱　大枣三枚
干姜三钱　栝楼三钱

煎大半杯，热服，覆衣。

呕加半夏。治寒疟，先寒后热者。

柴胡桂枝干姜汤

柴胡三钱　甘草二钱　人参一钱　茯苓三钱　桂枝三钱　干姜三钱

煎大半杯，热服，覆衣。

治牝疟，寒多热少，或但寒不热者。

白虎桂枝柴胡汤

石膏三钱　知母三钱　甘草二钱　粳米半杯　桂枝三钱　柴胡三钱

煎大半杯，热服，覆衣。

治温疟，先热后寒，热多寒少，或但热不寒者。

减味鳖甲煎丸

鳖甲二两四钱　柴胡一两二钱　黄芩六钱　人参二钱　半夏二钱
甘草二钱　桂枝六钱　芍药一两　丹皮一两　桃仁四钱　阿胶六钱　大

黄六钱　干姜六钱　葶苈二钱

为末，用清酒一坛，入灶下灰一升，煮鳖甲，消化，绞汁，去渣，入诸药，煎浓，留药末，调和为丸，如梧子大，空腹服七丸，日三服。

治久疟不愈，结为癥瘕，名曰疟母。

痎疟柴胡栝楼干姜汤四方按语：

按此四方无偏处。今人治疟之方，必用槟郎等消滞之药，解养中之品，愈治而愈病，益去理太远也。

伤风根原

伤风者，中虚而外感也。阳衰土湿，中脘不运，胃土常逆，肺金失降，胸中宗气不得四达。时时郁勃于皮毛之间。遇饮食未消，中气胀满，阻格金火沉降之路。肺金郁发，蒸泄皮毛，宗气外达，是以不病。一被风寒，闭其皮毛，肺气壅遏，不能外发，故逆循鼻窍，嚏喷而出，湿气淫蒸，清涕流溢。譬之水汽蒸腾，滴而为露也。水生于金，肺气上逆，无以化水，故小便不利。

《素问·风论》：劳风法在肺下，巨阳引精者三日，中年者五日，不精者七日，咳出青黄涕，其状如脓，大如弹丸，从口中若鼻中出，不出则伤肺，伤肺则死矣。盖膀胱之水，全是肺气所化，水利则膀胱之郁浊下泄，肺家之壅滞全消。湿去而变燥，故痰涕胶黏，色化青黄，出于口鼻，肺脏不伤也。少年阳衰未极，肺不终郁，则气降而化水，故引精于三日。中年者五日。末年阳衰，不能引精者七日。若其终不能引，久而郁热蒸腐，则肺伤而死矣。

太阳引精，赖乎阳明之降。中气运转，阳明右降，则肺金下达，而化水尿，积郁始通。阳明不降，肺无下行之路，太阳无引精之权也。法宜泻肺而开皮毛，理中而泻湿郁。湿消而郁散，气通而水调，无余事已。

紫苏姜苓汤

苏叶三钱　生姜三钱　甘草二钱　茯苓三钱　半夏三钱　橘皮二钱
干姜三钱　砂仁二钱

煎大半杯，热服，覆衣。

伤风紫苏姜苓汤按语：

按伤风之病，如鼻流黄涕，其状如脓。且须小便短赤，方可用半夏、干姜。因病原属于中气虚寒而土湿也。如小便清长，鼻流清涕，滴流不止，此便是卫分收敛之气受伤，肺胃燥逆，津液不能下降，中气虽虚，却非湿寒，必现喷嚏不已，眼泪不收，动则出汗，似乎恶寒，似乎发热，亦能营业而不倒床，人谓之热伤风，多病在天气干燥之时，如服姜、苓、半夏病必登时加重，以其药燥伤液也，曾有效验之方如下，如初觉伤风只服白糖、苏叶、乌梅即行。

苏叶三钱　橘皮三钱　栝楼二钱　黄芩三钱　白术三钱　炙草五钱
白糖一两　大枣一枚　乌梅二枚

此方用苏叶、橘皮以降逆，栝楼、黄芩润燥清热，白术保精，炙草、大枣补中养液，白糖调和胃气。此方见效甚速，与黄氏方竟成反对。盖一则伤风中虚而内寒，一则伤风中虚而内热也。然伤风之病，内热者多，其内寒者，必伤风日久不愈，相火泄久不降，乃生内寒，其初病伤风，无内寒证也。此病能照常荣业者，经络不病也。喷嚏不止者，卫气开而仍闭，闭而仍开也。卫气病则荣卫不和，故恶寒而发热也，卫气不降，故鼻流清涕，收敛之气不足，必疏泄之气太过，故汗出而小便长也，眼泪不收者，木气疏泄之气盛也，故用降逆、清热、保精、平疏泄、调中气之药而见效也。

齁喘根原

齁喘者，即伤风之重者也。其阳衰土湿，中气不运，较之伤风之家倍甚。脾土常陷，胃土常逆，水谷消迟，浊阴莫降。一遇清风感袭，闭其皮毛，中脘郁满，胃气愈逆，肺脏壅塞，表里不得通达，宗气逆冲，出于喉咙。而气阻喉闭，不得透泄，于是壅闷喘急，不可名状。此齁喘之由来也。

轻则但作于秋冬，是缘风邪之外束，重则兼发于夏暑，乃由湿淫之内动。湿居寒热之中，水火逼蒸，则生湿气。湿气在上，则随火而化热；湿气在下，则随水而化寒。火盛则上之湿热为多，水盛则下之湿寒斯甚。此因水火之衰旺不同，故其上下之寒热亦殊。而齁喘之家，则上焦之湿热不敌下焦之湿寒，以其阳衰而阴旺，火败而水胜也。

此当温中燥土，助其推迁。降戊土于坎中，使浊阴下泄于水道；升己土于离位，使清阳上达于汗孔。中气一转而清浊易位，汗溺一行而郁闷全消，则肺气清降，喘阻不作。若服清润之剂，中脘愈败，肺气更逆，是庸工之下者也。

紫苏姜苓汤

苏叶三钱　杏仁三钱　橘皮三钱　半夏三钱　茯苓三钱　干姜三钱
甘草二钱　砂仁二钱　生姜三钱

煎大半杯，热服，覆衣。

若皮毛闭束，表邪不解，则加麻黄。若言语谵妄，内热不清，则加石膏。

齁喘紫苏姜苓汤按语：

按此病此方，与伤风参酌，视其有热无热，酌用之为妥。

七窍解

耳目根原

耳目者，清阳之门户也。阴位于下，左升而化清阳，阳位于上，右降而化浊阴。浊阴降泄，则开窍于下，清阳升露，则开窍于上。莫浊于渣滓，故阴窍于二便而传粪溺；莫清于神气，故阳窍于五官而司见闻。清阳上达，则七窍空明，浊阴上逆，则五官晦塞。晦则不睹，塞则不闻，明则善视，空则善听。

木主五色，以血藏于肝，血华则为色也。血，阴也，而阳魂生焉，故血之内华者则为色，而魂之外光者则为视。金主五声，以气藏于肺，气发则为声也。气，阳也，而阴魄生焉，故气之外发者则为声，而魄之内涵者则为闻。

木火升清，清升则阳光外发而为两目；金水降浊，浊降则阳体内存而为双耳。盖神明而精暗，气虚而血实，外明乃见，内虚乃闻。木火阴体而阳用，魂中有魄，外明内暗，故能见不能闻；金水阳体而阴用，魄中有魂，内虚外实，故能闻不能见。目以用神，耳以体灵，用神则明，体灵则聪。木火之用，金水之体，皆阳也，体善存而用善发，是以聪明而神灵。

耳聋者善视，阳体已败，故神于用；目瞽者善听，阳用既废，故灵于体，所谓绝利一源，用师十倍也。清阳一败，体用皆亡，浊

85

阴逆上，孔窍障塞，则熟视不睹泰山，静听不闻雷霆，耳目之官废矣。

目病根原

目病者，清阳之上衰也。金水为阴，阴降则精盈，木火为阳，阳升则神化，精浊故下暗，神清故上光。而清阳之上发，必由于脉，脉主于心而上络于目，心目者，皆宗脉之所聚也。《内经》：心者，宗脉之所聚也。又曰：目者，宗脉之所聚也。宗脉之阳，上达九天，阳气清明，则虚灵而神发，所谓心藏脉而脉舍神也。《灵枢经》语。神气发现，开双窍而为精明，《素问》：夫精明者，所以别白黑，视长短。目者，神气之所游行而出入也。窍开而光露，是以无微而不烛。一有微阴不降，则云雾暧空，神气障蔽，阳陷而光损矣。

清升浊降，全赖于土。水木随己土左升，则阴化而为清阳；火金随戊土右降，则阳化而为浊阴。阴暗而阳明，夜晦而昼光，自然之理也。后世庸工，无知妄作，补阴泻阳，避明趋暗，其轻者遂为盲瞽之子，其重者竟成夭枉之民。愚谬之恶，决海难流也！

慨自师旷哲人，不能回既霍之目，子夏贤者，不能复已丧之明，况委之愚妄粗工之手，虽有如炬之光，如星之曜，安得不殒灭而亡失乎！然千古之人，未有如师旷、子夏之明者，所谓盲于目而不盲于心也。古之明者，察于未象，视于无形。夫未象可察，则象为糟粕，无形可视，则形为赘疣。官骸者，必敝之物，神明者，不朽之灵，达人不用其官用其神，官虽止而神自行，神宇泰而天光发，不饮上池而见垣人，不燃灵犀而察渊鱼，叶蔽两目而无远弗照，云碍双睛而无幽不烛。如是则听不用耳，视不用目，可以耳视，可以目听。此之谓千古之明者，何事乞照于庸工，希光于下士也！

疼痛

眼病疼痛，悉由浊气逆冲。目居清阳之位，神气冲和，光彩发露，未有一线浊阴。若使浊阴冲逆，遏逼清气，清气升发，而浊气遏之，二气壅迫，两相击撞，是以作疼。而浊气之上逆，全缘辛金之不敛。金收而水藏之，则浊阴归于九地之下，金不能敛，斯水不能藏，故浊阴逆填于清位。金水逆升，浊阴填塞，则甲木不得下行，而冲击于头目。头目之痛者，甲木之邪也。甲木化气于相火，随辛金右转而温水脏，甲木不降，相火上炎，而刑肺金，肺金被烁，故白珠红肿而热滞也。

手足少阳之脉，同起于目锐眦，而手之三阳，阳之清者，足之三阳，阳之浊者，清则上升，浊则下降。手之三阳，自手走头，其气皆升；足之三阳，自头走足，其气皆降。手三阳病则下陷，足三阳病则上逆。凡下热之证，因手少阳三焦之陷；上热之证，因足少阳胆经之逆。故眼病之热赤，独责甲木不责于三焦也。其疼痛而赤热者，甲木逆而相火旺；其疼痛而不赤热者，甲木逆而相火虚也。

赤痛之久，浊阴蒙蔽，清阳不能透露，则云翳生而光华碍。云翳者，浊气之所郁结也。阳气未陷，续自升发，则翳退而明复，阳气一陷，翳障坚老而精明丧矣。其疼痛者，浊气之冲突。其盲瞽者，清阳陷败而木火不升也。

木火之升，机在己土，金火之降，机在戊土。己土左旋，则和煦而化阳神，戊土右转，则凝肃而产阴精。阴精之魄，藏于肺金，精魄重浊，是以沉降；阳神之魂，藏于肝木，神魂轻清，是以浮升。本乎天者亲上，本乎地者亲下，自然之性也。

脾升胃降，则在中气。中气者，脾胃旋转之枢轴，水火升降之关键。偏湿则脾病，偏燥则胃病，偏热则火病，偏寒则水病。济其燥湿寒热之偏，而归于平，则中气治矣。

柴胡芍药丹皮汤

黄芩三钱（酒炒）　柴胡三钱　白芍药三钱　甘草二钱　丹皮三钱

煎半杯，热服。

治左目赤痛者。

百合五味汤

百合三钱　五味一钱（研）　半夏三钱　甘草二钱　丹皮三钱　芍药三钱

煎半杯，热服。

治右目赤痛者。热甚加石膏、知母。

百合五味姜附汤

百合三钱　五味一钱　芍药三钱　甘草二钱　茯苓三钱　半夏三钱干姜三钱　附子三钱

煎大半杯，温服。

治水土寒湿而上热赤痛者。或不赤不热，而作疼痛，是无上热，去百合、芍药，加桂枝。

茯泽石膏汤

茯苓三钱　泽泻三钱　栀子三钱　甘草二钱　半夏三钱　石膏三钱

煎大半杯，热服。

治湿热熏蒸，目珠黄赤者。

桂枝丹皮首乌汤

桂枝三钱　丹皮三钱　首乌三钱　甘草二钱　茯苓三钱　半夏三钱

干姜三钱　龙眼十个（肉）

　　煎大半杯，热服。治昏花不明，而无赤痛者。

桂枝菖蒲汤

　　柴胡三钱　桂枝三钱　丹皮三钱　生姜三钱　甘草二钱　菖蒲二钱

　　煎半杯，热服。

　　治瞳子缩小者。

乌梅山萸汤

　　五味一钱　乌梅三钱，肉　山萸三钱，肉　甘草二钱　首乌三钱

芍药三钱　龙骨二钱　牡蛎三钱

　　煎半杯，温服。

　　治瞳子散大者。

姜桂参苓首乌汤

　　人参三钱　桂枝三钱　甘草二钱　茯苓三钱　首乌三钱　干姜三钱

　　煎半杯，温服。

　　治目珠塌陷者。

芍药枣仁柴胡汤

　　芍药三钱　甘草三钱　首乌三钱　枣仁三钱（生，研）　柴胡三钱

丹皮三钱

　　煎半杯，热服。

　　治目珠突出者。

　　医书自唐以后无通者，而尤不通者，则为眼科。庸妄之徒，造孽误人，毒流千古，甚可痛恨！谨为洗发原委，略立数法，以概大意，酌其脏腑燥湿寒热而用之，乃可奏效。若内伤不精，但以眼科名家，此千古必无之事也。

目病柴胡芍药丹皮汤九方按语：

按此九方无偏处，眼科诸书，名目繁多，方药杂乱，不知根原之故也。

耳病根原

耳病者，浊阴之上填也。阳性虚而阴性实，浊阴下降，耳窍乃虚，虚则清彻而灵通，以其冲而不盈也。目者，木火之终气，耳者，金水之始基。木火外明，故神清而善发，金水内虚，故气空而善内。凡大块之噫气，生物之息吹，有窍则声入，声入则籁发，非关声音之钜细也。

籁窍空洞，翕聚而鼓荡之，故声入而响达，譬之空谷传声，万壑皆振。声不传于崇山，而独振于空谷者，以其虚也。声之入也以其虚，而响之闻也以其灵。声入于听宫，而响达于灵府，是以无微而不闻也。

浊气一升，孔窍堵塞，则声入而不通矣。人之衰者，脾陷胃逆，清气不升，浊气不降，虚灵障蔽，重听不闻。阴日长而阳日消，窍日闭而聪日损，气化自然之数也。然窍闭于天而灵开于人，达者于是，有却年还聪之术也。

疼痛

耳病疼痛，悉由浊气壅塞。耳以冲虚之官，空灵洞彻，万籁毕收，有浊则降，微阴不存。若使浊气升填，结滞壅肿，则生疼痛。久而坚实牢硬，气阻而为热，血郁而化火，肌肉腐溃，则成痈脓。

浊气之上逆，缘于辛金之失敛，甲木之不降。甲木上冲，听宫胀塞，相火郁遏，经气壅迫，是以疼痛而热肿。凡头耳之肿痛，皆甲木之邪也。

手足少阳之脉，俱络于耳，而少阳一病，则三焦之气善陷，胆经之气善逆。耳病之痈肿，尽甲木之为害，于三焦无关也。甲木逆升，相火郁发，则为热肿。木邪冲突，则为疼痛。木气堵塞，则为重听。仲景《伤寒》：少阳中风，两耳无所闻。太阳伤寒，病人叉手自冒心，师因教试令咳，而不咳者，此必两耳无闻也。以重发汗，虚故如此。

耳聋者，手少阳之阳虚，而足少阳之阳败，耳痈者，手少阳之火陷，而足少阳之火逆也。欲升三焦，必升己土，欲降甲木，必降戊土，中气不运，不能使浊降而清升也。

柴胡芍药茯苓汤

芍药三钱　柴胡二钱　茯苓三钱　半夏三钱　甘草二钱　桔梗三钱

煎半杯，热服。

治耳内热肿疼痛者。热甚加黄芩，脓成加丹皮、桃仁。

苓泽芍药汤

茯苓三钱　泽泻三钱　半夏三钱　杏仁三钱　柴胡三钱　芍药三钱

煎半杯，热服。

治耳流黄水者。

参茯五味芍药汤

茯苓三钱　半夏三钱　甘草二钱　人参三钱　橘皮三钱　五味一钱
芍药三钱

煎半杯，温服。

治耳渐重听者。

耳病柴胡芍药茯苓汤三方按语：

按此三方无偏处，惟论中谓聋者手少阳之阳虚，而足少阳之阳败一节，不甚显明。盖足少阳之阳足，则降气旺而上焦清，手少阳之阳足，则土气有根。中气旋转，肺、胆、胃三经之气，俱能下降，故耳窍自无填塞也。

鼻口根原

鼻口者，手足太阴之窍也。脾窍于口而司五味，肺窍于鼻而司五臭。人身之气，阳降而化浊阴，阴升而化清阳，清则冲虚，浊则滞塞，冲虚则生其清和，滞塞则郁为烦热。上窍冲虚而不滞塞，清和而不烦热者，清气升而浊气降也。浊降而清升，故口知五味而鼻知五臭。

而口鼻之司臭味，非第脾肺之能也，其权实由于心。以心窍于舌，心主臭而口主味，鼻之知五臭者，心也。口之知五味者，舌也。心为君火，胆与三焦为相火，三焦升则为清阳，胆木降则为浊阴。三焦陷而胆木逆，清气降而浊气升，则鼻口滞塞而生烦热，臭味不知矣。

而清气之升，由鼻而上达，浊气之降，自口而下行。盖鼻窍于喉，口通于咽，鼻者清气之所终，口者浊气之所始也。喉通于脏，咽通于腑，喉者地气之既升，咽者天气之初降也。浊气不降而清气下陷，则病见于口；清气不升而浊气上逆，则病见于鼻。故鼻病者，升其清而并降其浊；口病者，降其浊而兼升其清。

升清之权，在于太阴，太阴陷则乙木不能升其清；降浊之机，在于阳明，阳明逆则辛金不能降其浊。得升降之宜，则口鼻之窍和畅而清通矣。

鼻病根原

鼻病者，手太阴之不清也。肺窍于鼻，司卫气而主降敛。宗气在胸，卫阳之本，贯心肺而行呼吸，出入鼻窍者也。肺降则宗气清肃而鼻通，肺逆则宗气壅阻而鼻塞。涕者，肺气之熏蒸也。肺中清气，氤氲如雾，雾气飘洒，化为雨露，而输膀胱，则痰涕不生。肺金不清，雾气瘀浊，不能化水，则凝郁于胸膈而痰生。熏蒸于鼻窍而涕化，痰涕之作，皆由于辛金之不降也。

肺金生水而主皮毛，肺气内降，则通达于膀胱，肺气外行，则熏泽于皮毛。外感风寒而皮毛闭秘，脏腑郁遏，内不能降，外不能泄，蓄积莫容，则逆行于鼻窍。鼻窍窄狭，行之不及，故冲激而为嚏喷。肺气熏腾，淫蒸鼻窍，是以清涕流溢，涓涓而下也。

肺气初逆，则涕清。迟而肺气堙郁，清化为浊，则滞塞而胶黏；迟而浊郁陈腐，白化为黄，则臭败而秽恶。久而不愈，色味如脓，谓之鼻痈。皆肺气逆行之所致也。其中气不运，肺金壅满，即不感风寒而浊涕时下，是谓鼻渊。鼻渊者，浊涕下不止也。《素问》语。肺气之郁，总由土湿而胃逆，胃逆则浊气填塞，肺无降路故也。

桔梗元参汤

桔梗三钱　元参三钱　杏仁三钱　橘皮三钱　半夏三钱　茯苓三钱
甘草二钱　生姜三钱

煎半杯，热服。

治肺气郁升，鼻塞涕多者。

五味石膏汤

五味一钱　石膏三钱　杏仁三钱　半夏三钱　元参三钱　茯苓三钱

桔梗三钱　生姜三钱

煎半杯，热服。

治肺热鼻塞，浊涕黏黄者。胃寒，加干姜。

黄芩贝母汤

黄芩三钱　柴胡三钱　芍药三钱　元参三钱　桔梗三钱　杏仁三钱
五味一钱　贝母三钱（去心）

煎半杯，热服。

治鼻孔发热生疮者。

芩泽姜苏汤

茯苓三钱　泽泻三钱　生姜三钱　杏仁三钱　甘草二钱　橘皮三钱
紫苏叶三钱

煎半杯，热服。

治鼻塞声重，语言不清者。

鼻病桔梗元参汤四方按语：

按此方无偏处。

口病根原

口病者，足阳明之不降也。脾主肌肉而窍于口，口唇者，肌肉
之本也。《素问》语。脾胃同气，脾主升清而胃主降浊，清升浊降，
则唇口不病，病者，太阴己土之陷而阳明戊土之逆也。阳明逆则甲
木不降而相火上炎，于是唇口疼痛而热肿，诸病生焉。

脾胃不病，则口中清和而无味。木郁则酸，火郁则苦，金郁则
辛，水郁则咸，自郁则甘。口生五味者，五脏之郁，而不得土气，
则味不自生，以五味司于脾土也。心主五臭，入肾为腐。心为火而

肾为水，土者水火之中气，水泛于土则湿生，火郁于土则热作，湿热熏蒸，则口气腐秽而臭恶。

太阴以湿土主令，阳明从燥金化气，脾病则陷，胃病则逆。口唇之病，燥热者多，湿寒者少，责在阳明，不在太阴。然阳明上逆而生燥热，半因太阴下陷而病湿寒，清润上焦之燥热，而不助下焦之湿寒，则得之矣。

甘草黄芩汤

甘草二钱　黄芩二钱　茯苓三钱　半夏三钱　石膏三钱

煎半杯，热服。

治湿热熏蒸，口气秽恶者。

贝母元参汤

贝母三钱　元参三钱　甘草二钱　黄芩二钱

煎半杯，热嗽，徐咽。

热甚，加黄连、石膏。

治口疮热肿。

桂枝姜苓汤

芍药四钱　桂枝二钱　干姜三钱　茯苓三钱　甘草二钱　元参三钱

煎大半杯，温服。

治脾胃湿寒，胆火上炎，而生口疮者。

舌病

心窍于舌，舌者，心之官也。心属火而火性升，其下降者，胃土右转，金敛而水藏之也。胃逆而肺金失敛，则火遂其上炎之性，而病见于舌，疼痛热肿，于是作焉。

火之为性，降则通畅，升则堙郁，郁则苔生。舌苔者，心液之瘀结也。郁于土，则苔黄；郁于金，则苔白，火盛而金燥，则舌苔白涩；火衰而金寒，则舌苔白滑。火衰而土湿，则舌苔黄滑；火盛而土燥，则舌苔黄涩。五行之理，旺则侮其所不胜，衰则见侮于所胜。水者火之敌，水胜而火负，则苔黑而滑；水负而火胜，则苔黑而涩。凡光滑滋润者，皆火衰而寒凝；凡芒刺焦裂者，皆火盛而燥结也。

心主言，而言语之机关，则在于舌。舌之屈伸上下者，筋脉之柔和也。筋司于肝，肝气郁则筋脉短缩，而舌卷不能言。《灵枢·经脉》：足厥阴气绝，则筋绝。筋者，聚于阴器而脉络于舌本，脉弗荣则筋急，筋急则引舌与卵，故唇青舌卷卵缩。足太阴气绝，则脉不荣其唇舌，脉不荣则舌萎人中满。《素问·热论》：少阴脉贯肾，络于肺，系舌本，故口燥舌干而渴。足三阴之脉，皆络于舌，凡舌病之疼痛热肿，则责君火之升炎。若其滑涩燥湿，挛缩弛长诸变，当于各经求之也。

芩连芍药汤

黄芩三钱　黄连一钱　甘草二钱　贝母二钱（去心）　丹皮三钱
芍药三钱

煎半杯，热服。

治舌疮疼痛热肿。

桂枝地黄汤

桂枝三钱　芍药三钱　生地三钱　阿胶三钱　当归三钱　甘草二钱

煎大半杯，温服。

治肝燥舌卷者。

若中风强舌语拙，或杂证舌萎言迟，皆脾肾湿寒，不宜清凉滋润，勿服此方。

舌病苓连芍药汤二方按语：

按此方无偏处，末言脾肾湿寒一节尤为切要。

牙痛

牙痛者，足阳明之病也。手阳明之经，起于手之次指，上颈贯颊而入下齿，足阳明之经，起于鼻之交颏，下循鼻外而入上齿。手之三阳，阳之清者，足之三阳，阳之浊者。浊则下降，清则上升，手阳明升，足阳明降，浊气不至于上壅，是以不痛。

手阳明以燥金主令，足阳明以戊土而化气于燥金，戊土之降，以其燥也。太阴盛而阳明虚，则戊土化湿，逆而不降，并阻少阳甲木之经，不得下行。牙床者，胃土所司，胃土不降，浊气壅迫，甲木逆冲，攻突牙床，是以肿痛。甲木化气于相火，相火失根，逆行而上炎，是以热生。牙虫者，木郁而为蠹也，甲木郁于湿土之中，腐败蠹朽，故虫生而齿坏。

牙齿为骨之余气，足少阴肾水之所生也。水盛于下而根于上，牙者，水之方芽于火位而未盛者也。五行之理，水能胜火而火不胜水，水火一病，则水胜而火负，事之常也。而齿牙之位，以癸水之始基，微阴初凝，根荄未壮，一遭相火逆升，熏蒸炎烈，挟焦石流金之力而胜杯水，势自易易。以少水而烁于壮火，未可以胜负寻常之理相提而并论也。

黄芩石膏汤

黄芩三钱　石膏三钱　甘草二钱（生）　半夏三钱　升麻二钱　芍

药三钱

　　煎半杯，热服，徐咽。

　　治牙疼龈肿。

<h3 style="text-align:center">柴胡桃仁汤</h3>

　　柴胡三钱　桃仁三钱　石膏三钱　骨碎补三钱

　　煎半杯，热服，徐咽。

　　治虫牙。

牙痛黄芩石膏汤二方按语：

　　按此方无偏处，惟牙痛亦有服六味地黄丸而愈者，亦有服肾气丸而愈者，亦有服鹿茸而愈者，亦有服清表之药而愈者。服六味地黄丸者，土湿、阴虚、风动也。服肾气丸者，土湿、阴虚、风动而水寒也。服鹿茸者，肾中阳弱也。服清表药者，外感风寒，经络郁阻也，病不一端，必形于脉，审脉之症庶不误也，但齿为肾之余气，其筋脉深细，服药如达不到，可针合谷穴，立即见效。

咽喉

　　咽喉者，阴阳升降之路也。《灵枢·经脉》：胃足阳明之脉，循喉咙而入缺盆。脾足太阴之脉，挟咽而连舌本。心手少阴之脉，挟咽而系目系。小肠手太阳之脉，循咽而下胸膈。肾足少阴之脉，循喉咙而挟舌本。肝足厥阴之脉，循喉咙而入颃颡。五脏六腑之经，不尽循于咽喉，而咽为六腑之通衢，喉为五脏之总门，脉有歧出，而呼吸升降之气，则别无他经也。

　　六腑阳也，而阳中有阴则气降，故浊阴由咽而下达；五脏阴也，而阴中有阳则气升，故清阳自喉而上腾。盖六腑者，传化物而不藏，不藏则下行，是天气之降也；五脏者，藏精气而不泄，不泄则上行，是地气之升也。地气不升则喉病，喉病者，气塞而食通；天气不降则咽病，咽病者，气通而食塞。先食阻而后气梗者，是脏完而腑伤之也；先气梗而后食阻者，是腑完而脏伤之也。

而总之，咽通六腑而胃为之主，喉通五脏而肺为之宗。阳衰土湿，肺胃不降，浊气堙郁，则病痹塞，相火升炎，则病肿痛。下窍为阴，上窍为阳，阴之气浊，阳之气清。清气凉而浊气热，故清气下陷，则凉泄于魄门，浊气上逆，则热结于喉咙也。

甘草桔梗射干汤

甘草二钱（生）　桔梗三钱　半夏三钱　射干三钱

煎半杯，热嗽，徐服。

治咽喉肿痛生疮者。

贝母升麻鳖甲汤

贝母三钱　升麻二钱　丹皮三钱　元参三钱　鳖甲三钱

煎半杯，热嗽，徐服。

治喉疮脓成者。

咽喉甘草桔梗射干汤二方按语：

按咽喉之病。有单服炙甘草而愈者，有单服生甘草而愈者，有服大黄、芒硝少许研末噙咽而愈者，有单服阿胶而愈者。

服炙甘草者，中虚而升降不灵，经脉壅阻也。服生甘草者，经脉热也。服硝、黄者，升气太过，经热上冲也。服阿胶者，阴液不足，经脉枯燥也。咽喉之病，常有致死者，非此病易于死人。医药伤败中气，相火上炎，误为实火，不知养中气以降之，只徒用寒药之故也。

后世喉病诸书，不知升降之理，只凭疑似之见，议论百出，繁难无绪，殊可悯也。凡咽喉之病，纵然成脓，亦不要紧，但服炙甘草一钱，生甘草一钱养住中气，并清经热，脓溃自然肌生，便无馀事。若作脓痛急之时，误为火毒，肆用凉药，祸事起矣。

大凡咽喉之病，至于人死者，皆中虚上热下寒之证，若是真真热证，虽肉烂筋缩不至于死。黄氏二方清热而不伤中，不过于咽喉应有之病，应有之药尚未全耳。

凡咽喉之病而见发热恶寒或体痛者，须看脉象，有无外感，如脉无束迫不舒外感之象，切不可用治外感之药，仍照上列各方，审病用之。缘咽喉为阴阳升降综会之地，病则阴阳不和，荣卫郁阻，故证似外感，而脉无束迫不舒之象，此不可含混从事，慌张处方也。

凡咽喉之病，服药而病反重者，皆虚实未能分清之故，欲分虚实，可用炙甘草二钱，浓煎热服，如系虚证，服后立觉减轻。如系实证，服后渐渐加重，虽服炙甘草加重，却不妨事，微用清凉即可解除。实证皆真热，虚证皆假热。此病至于人死，皆假热误服寒药，败了中气，真热证，虽肉烂筋缩不至于死也。

声音

声音者，手太阴之所司也。肺藏气，而气之激宕则为声，故肺病则声为之不调，气病则声为之不畅。而气之所以病者，由于己土之湿。手阳明主令于燥金，手太阴化气于湿土，阳明旺则金燥而响振，太阴盛则土湿而声瘖。譬之琴瑟箫鼓，遇晴明而清越，值阴晦而沉浊，燥湿之不同也。燥为阳而湿为阴，阳旺则气聚而不泄，气通而不塞。聚则响而通则鸣，唇缺齿落而言语不清者，气之泄也；涕流鼻渊而声音不亮者，气之塞也。

然声出于气而气使于神。《灵枢·忧恚无言》：喉咙者，气之所以上下者也。会厌者，声音之户也。口唇者，声音之扇也。舌者，声音之机也。悬雍者，声音之关也。颃颡者，分气之所泄也。横骨者，神气所使，主发舌者也。盖门户之开阖，机关之启闭，气为之也。而所以司其迟疾，时其高下，开阖适宜，而启闭中节者，神之所使也。是故久嗽而而音哑者，病在声气；中风而不言者，病在神明。声气病则能言而不能响，神明病则能响而不能言。声气出于肺，神明藏于心。四十九难：肺主五声，入心为言。缘声由气动，而言以神发也。

闻之妇人在军，金鼓不振，李少卿军中有女子，击鼓起士而鼓不鸣。然则调声音者，益清阳而驱浊阴，一定之理也。

茯苓橘皮杏仁汤

茯苓三钱　半夏三钱　杏仁三钱　百合三钱　橘皮三钱　生姜三钱

煎半杯，热服。

治湿旺气郁，声音不亮者。

百合桔梗鸡子汤

百合三钱　桔梗三钱　五味一钱　鸡子白一枚

煎半杯，去滓，入鸡子清，热服。

治失声喑哑者。

声音茯苓橘皮杏仁汤二方按语：

按此二方无偏处，虽有热象，然不湿不哑。曾治一音哑而热之人，用茯苓、生姜，热平音出，盖生姜温降肺气，流通湿气，湿气流通，热下降。曾见失音服诃子而更加唾者，诃子性毒，湿再遇毒，湿愈不能流通故也。

须发

须发者，手足六阳之所荣也。《灵枢·阴阳二十五人》：手三阳之上者，皆行于头。阳明之经，其荣髯也，少阳之经，其荣眉也，太阳之经，其荣须也。足三阳之上者，亦行于头。阳明之经，其荣髯也。少阳之经，其荣须也。太阳之经，其荣眉也。凡此六经，血气盛则美而长，血气衰则恶而短。

夫须发者，营血之所滋生，而实卫气之所发育也。血根于上而盛于下，气根于下而盛于上，须发上盛而下衰者，手足六阳之经气盛于上故也。《灵枢·决气》：上焦开发，宣五谷味，熏肤，充身，泽毛，若雾露之溉，是谓气。冬时阳气内潜，而爪发枯脆，夏日阳气外浮，而爪须和泽。缘须发之生，血以濡之，所以滋其根荄，气以煦之，所以荣其枝叶也。

宦者伤其宗筋，血泄而不滋，则气脱而不荣，是以无须，与妇人正同。然则须落发焦者，血衰而实气败，当于营卫二者，双培其本枝则得之矣。

桂枝柏叶汤

首乌三钱　桂枝三钱　丹皮三钱　生地三钱　柏叶三钱　生姜三钱　人参三钱　阿胶三钱

煎大半杯，温服。

治须落发焦，枯燥不荣。

黄涩早白，加桑椹、黑豆。阳衰土湿者，加干姜、茯苓。肺气不充，重用黄芪，肺主皮毛故也。

须发桂枝柏叶汤按语：

按此方无偏处。

疮 疡 解

痈疽根原

痈疽者，寒伤营血之病也。血之为性，温则流行，寒则凝涩。寒伤营血，凝涩不运，卫气郁阻，蓄而为热，热盛则肉腐为脓。脓瘀不泄，烂筋而伤骨，骨髓消烁，经脉败漏，熏于五脏，脏伤则死矣。

痈病浅而疽病深，浅则轻而深则重。痈者，营卫之壅于外也；疽者，气血之阻于内也。营卫之壅遏，有盛有不盛，故肿有大小。穴腧开而风寒入，寒郁为热，随孔窍而外发，故其形圆。疽之外候，皮夭而坚，痈之外候，皮薄而泽，阴阳深浅之分也。

《灵枢·痈疽》：寒邪客于经脉之中则血涩，血涩则不通，不通则卫气归之，不得复反，故壅肿。寒气化为热，热盛则腐肉，肉腐则为脓。痈成为热，而根原于外寒，故痈疽初起，当温经而散寒，行营而宣卫。及其寒化为热，壅肿痛楚，于此营卫遏闭之秋，仍宜清散于经络。至于脓血溃泆，经热外泄，营卫俱败，自非崇补气血，不能复也。如其经络阴凝，肿热外盛，气血虚寒，脓汁清稀，则更当温散而暖补之，不可缓也。若夫疮疖疥癣之类，其受伤原浅，但当发表而泻卫，无事他方也。

桂枝丹皮紫苏汤

桂枝三钱　芍药三钱　甘草二钱　丹皮三钱　苏叶三钱　生姜三钱

煎大半杯，热服，覆取微汗。

治痈疽初起。

《金匮》：诸脉浮数，应当发热，而反洒淅恶寒，若有痛处，当发疮痈。痈疽因外感寒邪，伤其营血。营伤而裹束卫气，卫气郁阻，不得外达，故见恶寒。卫郁热发，肉腐脓化，则成痈疽。

初起经络郁遏，必当发表。表解汗出，卫郁透泄，经络通畅，则肿痛消除，不作脓也。若不得汗，宜重用青萍发之。表热太盛，用地黄、天冬，凉泻经络之郁。卫气太虚，用黄芪益其经气。

丹皮黄芪汤

桂枝三钱　桃仁三钱　甘草二钱　桔梗三钱　丹皮三钱　生姜三钱
元参三钱　黄芪三钱（生）

煎大半杯，热服。

治皮肉壅肿，痈疽已成者。

热盛，重用黄芪、天冬、地黄。

排脓汤

甘草二钱（炙）　桔梗三钱　生姜三钱　大枣三枚

煎大半杯，温服。

治脓成热剧，皮肉松软者。

桂枝人参黄芪汤

人参三钱　黄芪三钱（炙）　桂枝三钱　甘草二钱（炙）　当归三钱　芍药三钱　茯苓三钱　丹皮三钱

煎大半杯，温服。

治脓泄热退，营卫双虚者。

黄芪人参牡蛎汤

黄芪三钱　人参三钱　甘草二钱　五味一钱　生姜三钱　茯苓三钱
牡蛎三钱

煎大半杯，温服。

治脓泄后溃烂，不能收口。洗净败血腐肉，用龙骨、象皮细末
少许收之，贴仙灵膏。

仙灵膏

地黄八两　当归二两　甘草二两　黄芪二两　丹皮一两　桂枝一两
麻油一斤　黄丹八两

熬膏，入黄蜡、白蜡、乳香、没药各一两，罐收。

脓后溃烂，久不收口，洗净贴。一日一换，计日平复。

大黄牡丹汤

大黄三钱　芒硝三钱　冬瓜子二钱　桃仁三钱　丹皮三钱

煎大半杯，热服。

治疽近肠胃，内热郁蒸者。

参芪苓桂干姜汤

人参三钱　黄芪三钱　甘草二钱　茯苓三钱　桂枝三钱　干姜三钱
丹皮二钱

煎大半杯，温服。

治阴盛内寒，及脓清热微者。甚加附子。

仙掌丹

斑蝥八钱去头翅，糯米炒黄用，去米。川产者良，余处不可用　前胡四

分（炒）　**乳香**一钱（去油）　　**没药**一钱（去油）　　**血竭**一钱　　**元参**四分　**冰片**五分　**麝香**五分

研细，瓶收。

凡阳证痈疽初起，针破疮顶，点药如芥粒，外用膏药贴之，顷刻流滴黄水，半日即消。重者一日一换，一两日愈，神效。脓成无用，阴证不治。

痈疽桂枝丹皮紫苏汤九方按语：

按此方无偏处。疮科诸书，其理不过如是，所以医学须简明概括为主，繁则杂乱无系矣。论中寒气化为热一语，乃受寒之后，荣卫郁遏。卫气逼住荣气，荣卫故发热也。

瘰疬根原

瘰疬者，足少阳之病也。足少阳以甲木而化气于相火，其经自头走足，行身之旁，起目之外眦，上循耳后，从颈侧而入缺盆，下胸腋而行胁肋，降于肾脏，以温癸水。相火降蛰，故癸水不至下寒，而甲木不至上热。而甲木之降，由于辛金之敛，辛金之敛，缘于戊土之右转也。戊土不降，少阳逆行，经气壅遏，相火上炎，瘀热抟结，则瘰疬生焉。

肝胆主筋，筋脉卷屈而壅肿，故磊落历碌，顽硬而坚实也。《灵枢·经脉》：胆足少阳之经，是动则病口苦，心胁痛，缺盆中肿痛，腋下肿，马刀挟瘿。马刀挟瘿者，足少阳之脉，循缺盆，挟胸膈，而走胁肋，其经弯如马刀，而瘿瘤挟生也。《金匮》：痹挟背行，若肠鸣，马刀挟瘿者，皆为劳得之。此以劳伤中气，戊土逆升，少阳经脉降路壅阻，相火郁蒸，故令病此。

病在筋而不在肉，故坚而不溃，溃而不敛，较之诸疮，最难平复。而相火升炎，上热日增，脾肾阳亏，下寒日剧。久而阳败土崩，遂伤性命。非伤于血肉之溃，乃死于中气之败也。法当培中气以降阳明。肺胃右行，相火下潜，甲木荣畅而归根，则疮自平矣。

柴胡芍药半夏汤

柴胡三钱　芍药三钱　元参三钱　甘草二钱　半夏三钱　丹皮三钱牡蛎三钱　鳖甲三钱

煎大半杯，热服。

上热甚者，加黄芩、地黄。血虚木燥，加首乌。肿痛，加贝母。脓成，加桔梗。

瘰疬柴胡芍药半夏汤按语：

按此方无偏处。

癞风根原

癞风者，风伤卫气，而营郁未尽泄也。卫性收敛，营性发扬，风伤卫气，闭其皮毛，风愈泄则卫愈闭，其性然也。卫闭则营血不得外发，于是郁蒸而生里热。六日经尽，营热郁发，卫不能闭，则肿透皮毛，而见红斑。斑发热除，则病愈矣。若卫闭不开，斑点莫出，营热内遏，脏腑蒸焚，则成死证。

风以木气而善疏泄，其卫气之闭者，风泄之也，其卫气之闭而终开者，亦风泄之也。初时感冒，经热未盛，则气闭而风不能泄，经尽之后，营热蒸发，则风泄而气不能闭，是以疹见。风有强弱之不同，气有盛衰之非一，风强而气不能闭，则斑点尽出，气盛而风不能泄，则斑点全无。

若风气相抟，势力均平，风强而外泄，气盛而内闭。风强则内气不能尽闭，气盛则外风不能尽泄，泄之不透，隐见于皮肤之内，是谓瘾疹。气之不透，泄郁而为痒。痒者谓之泄风，又曰脉风。泄风者，风之未得尽泄，而遗热于经脉之中也。泄风不愈，营热内郁，久而经络蒸淫，肌肉腐溃，发为痂癞，是名癞风。

肺司卫气而主皮毛，卫气清和，熏肤，充身，泽毛，若雾露之溉焉，则皮毛荣华。卫气郁闭，发肤失其熏泽，故肤肿而毛落。肺窍于鼻，宗气之所出入。宗气者，卫气之本，大气之抟而不行，积于胸中，以贯心肺，而行呼吸者也。卫气闭塞，则宗气蒸瘀，失其清肃，故鼻柱坏也。

大凡温疫中风，发表透彻，红斑散布，毫发无郁，必无此病。

法宜泻卫郁而清营热，决腐败而生新血。经络清畅，痂癞自平矣。

紫苏丹皮地黄汤

苏叶三钱　生姜三钱　甘草二钱　丹皮三钱　芍药三钱　地黄三钱

煎大半杯，热服。覆衣，取汗。

若不得汗，重用青萍发之，外以青萍热汤熏洗，以开汗孔。汗后用破郁行血之药，通其经络，退热清蒸之剂，清其营卫。腐去新生，自能平愈。

但凉营泻热之品，久服则脾败，当酌加姜、桂行经之药，不至内泄脾阳，则善矣。

癞风紫苏丹皮地黄汤按语：

按此病热在脉中，是以难愈。杨梅疮毒亦热在脉中，且入骨髓，是以难愈也。今西医发明六百零六药针注射，谓能洗净血脉之毒，故见效云。黄氏此方，论理甚精细，用药能效与否，尚未可定。清血分之热，泄卫气之闭，自是正法，因此病能愈者少故也。

痔漏根原

痔漏者，手太阳之病也。手之三阳，自手走头，足之三阳，自头走足。手三阳之走头者，清阳之上升也；足三阳之走足者，浊阴之下降也。足三阳病则上逆而不降，手三阳病则下陷而不升。

《素问·气厥论》：小肠移热于大肠，为虑瘕，为沉痔。五行之理，升极必降，降极必升，升则阴化为阳，降则阳化为阴。水本润下，足少阴以癸水而化君火者，降极则升也；火本炎上，手太阳以丙火而化寒水者，升极则降也。手太阳病则丙火下陷，不上升而化寒水，是以小肠有热。五脏六腑，病则传其所胜，以丙火而化庚金，是以移热于大肠。魄门处大肠之末，丙火传金，陷于至下之地，是以痔生于肛也。

然病在于二肠，而究其根原，实因于脾。《素问·生气通天论》：因而饱食，筋脉横解，肠澼为痔。以过饱伤脾，脾气困败，不能消磨，水谷莫化，下趋二肠，而为泄利。泄则脾与二肠俱陷，丙火陷于肛门，此痔病所由生也。

气统于肺，而肺气之降者，胃土之右转也；血藏于肝，而肝血之升者，脾土之左旋也。凡经络脏腑之气，皆受于肺；凡经络脏腑之血，皆受于肝。戊土一降，而诸气皆降，己土一升，则诸血皆升。脾土湿陷，则肝木下郁而血不上行，故脱失于大便。凝则为虑瘕，流则为沉痔。沉虑者，皆肝血之下陷，无二理也。

《灵枢·邪气脏腑病形》：肾脉微涩，为不月、沉痔。血流于后，则为沉痔，血凝于前，则为不月，不月即虑瘕也。《金匮》：小肠有寒者，其人下重便血，有热者，必痔。痔与下重便血，皆丙火之下陷。火衰而陷者，则下重便血而不痔；火未衰而陷者，则下重便血而痔生。

要之，痔家热在魄门，而脾与小肠，无不寒湿。缘丙火不虚则不陷，陷则下热而中寒。丙火上升而化寒水者，常也。下陷而不化寒水，是以生热。陷而不升，故热在魄门而不在肠胃也。

此病一成，凡遇中气寒郁，则火陷而痔发。无论其平日，即其痔发肛热之时，皆其寒湿内作之会，而医工不知也。经血陷流，习为熟路，岁久年深，时常滴漏，则为漏病，譬如器漏而水泄也。

茯苓石脂汤

茯苓三钱　丹皮三钱　桂枝三钱　芍药四钱　甘草二钱　干姜二钱（炒）　赤石脂三钱　升麻一钱

煎大半杯，温服。

治痔漏肿痛下血。肛热加黄连，木燥加阿胶。

痔漏茯苓石脂汤按语：

按此方无偏处。惟论中手太阳以丙火而化寒水者，升极则降二语，学者不可误认为手太阳之经下降。盖升极则降是指君火而言。足少阳甲木、手厥阴心包相火，二经承君火之气下降，然后手太阳丙火能化膀胱之气，手太阳小肠丙火与手少阳三焦相火，皆主下焦，温脾胃而化膀胱，手太阳经主升，不主降，故病则下陷也。

妇 人 解

经脉根原

经脉者，风木之所化生也。人与天地相参也，与日月相应也。《灵枢经》语。男子应日，女子应月，月满则海水西盛，鱼脑充，蚌蛤实，经脉溢；月晦则海水东盛，鱼脑减，蚌蛤虚，经脉衰。月有圆缺，阴有长消，经脉调畅，盈缩按时。月满而来，月亏而止者，事之常也。

金主收敛，木主疏泄。金敛而木不能泄，则过期不来，木疏而金不能敛，则先期而至。收敛之极，乃断绝而不行，疏泄之甚，故崩漏而不止。木郁或中变为热，水郁则始终皆寒。其重者，亡身而殒命，其轻者，绝产而不生，非细故也。

其凝而不解者，水寒而木郁也。肾肝阴旺，经脉凝沍，既堙郁而腐败，乃成块而紫黑。调经养血之法，首以崇阳为主也。

盖经水之原，化于己土，脾阳左旋，温升而生营血，所谓中焦受气取汁，变化而赤，是谓血也。《灵枢经》语。血藏于肝而总统于冲任，阴中阳盛，生意沛然，一承雨露，煦濡长养，是以成孕而怀子。譬之于土，阳气冬藏，水泉温暖，春木发扬，冻解冰消，暖气升腾，故万物生焉。使冬无地下之暖，虽有阳和司令，亦成寒谷不生矣。

后世庸工，全昧此理，滋阴凉血，伐泻生阳，变膏腴之壤，作不毛之地，摧后凋之木，为朝华之草。目击此风，良深永叹！仲景垂温经一法，吹邹子之暖律，飘虞地之熏风，古训昭然，来者当熟复而详味也。

闭结

经脉闭结，缘于肝木之郁。血者，木中之津液也，木性喜达，木气条达，故经脉流行，不至结涩，木气郁陷，发生不遂，则经血凝滞，闭结生焉。

乙木既陷，甲木必逆，乙木遏陷，温气不扬，则生下热；甲木冲逆，相火不归，则生上热。经脉燔蒸，而升降阻格，内无去路，则蒸发皮毛，泄而为汗。汗出热退，皮毛既阖，而经热又作。热日作而血日耗，汗日泄而阳日败，久而困惫尪羸，眠食废损。人知其经热之盛，而不知其脾阳之虚，误以凉营泻热之药投之，脾阳颓败，速之死矣。其肝胆固属燥热，其脾肾则是湿寒，治当分别而调剂之，未可专用清凉也。

盖木生于水而长于土，乙木之温，即脾阳之左升也。水寒土湿，木气不达，抑郁盘塞，则经脉不通，以其生气失政而疏泄不行也。未有脾阳健运，木陷而血瘀者。其肝木之陷，咎在于脾；其胆木之逆，咎在于胃。己土不生，则戊土不降，中气莫运，故四维不转，非第肝胆之过也。若见其闭结，辄用开通，中气已亏，再遭攻下，强者幸生，弱者立毙，十全二三，甚非良法也。

桂枝丹皮桃仁汤

桂枝三钱　芍药三钱　丹皮三钱　桃仁三钱　甘草二钱　茯苓三钱　丹参三钱

煎大半杯，温服。

上热，加黄芩。中寒，加干姜。中气不足，加人参。血块坚硬，加鳖甲、䗪虫。脾郁，加砂仁。

经脉闭结桂枝丹皮桃仁汤按语：

按论中调经养血之法，首以崇阳为主一语，阳固宜崇，阴却不可抑，不过不可过用凉润之药，败火滋湿而已。此方不用炙草以顾中气者，炙草性壅，不宜闭结之病。然中气无力旋转，则经气升降亦难成功。学者当审脉而酌之。经闭之病，行血药不可骤用，缘闭结之因，无不由中气薄弱，旋转升降停滞而来，终得审明虚实寒热，徐徐调之。清风润木，养中培土，兼而行之，俟脉象渐转和平，中气渐旺，然后加行血之品，较为妥也。

崩漏

经脉崩漏，因于肝木之陷。肝木主生，生意畅遂，木气条达，则经血温升，不至下泄。生意郁陷，木气不达，经血陷流，则病崩漏。

木气疏泄，血藏肝木而不致疏泄者，气举之也。气性降而血性升，气降于下，又随肝木而左升，血升于上，又随肺金而右降。血之在上者，有气以降之，血之在下者，有气以升之，是以藏而不泄也。肝木郁陷，升发不遂，气愈郁而愈欲泄。木欲泄而金敛之，故梗涩而不利；金欲敛而木泄之，故淋漓而不收。金能敛而木不能泄，则凝瘀而结塞；木能泄而金不能敛，则滂沛而横行。

其原全由于土败。土者，血海之堤防也，堤防坚固，则澜安而波平，堤防溃败，故泛滥而倾注。崩者，堤崩而河决；漏者，堤漏而水渗也。缘乙木生长于水土，水旺土湿，脾阳陷败，不能发达木气，升举经血，于是肝气下郁，而病崩漏也。后世庸医崩漏之法，荒唐悖谬，何足数也。

桂枝姜苓汤

甘草二钱　茯苓三钱　桂枝三钱　芍药三钱　干姜三钱　丹皮三钱
首乌三钱

煎大半杯，温服。

治经漏。

桂枝姜苓牡蛎汤

甘草二钱　茯苓三钱　桂枝三钱　芍药三钱　干姜三钱　丹皮三钱
首乌三钱　牡蛎三钱

煎大半杯，温服。

治血崩。气虚，加人参。

崩漏桂枝姜苓汤二方按语：

按此二方皆用干姜者，以土败为致病之由也。但此病有由于土败者，有不由于土败者。缘疏泄之气，动气也，木主之，收敛之气，静气也，金主之。动气属阳，静气属阴，阴气不足，收敛不住，于是阳动而疏泄之气偏盛，则病崩漏。若服姜、桂热药，疏泄将愈甚矣。须分别脉象，土败者右脉较左脉小弱，并非土败而系阴虚者，左脉必较右脉小弱。阴虚而病崩漏，法宜重用阿胶以平疏泄，崩漏自止。崩漏之病，多病于四十以后，盖人生渐老，阴气即见衰也，若系下焦气虚，宜重剂独参汤，凉服以补下焦，下焦气足，则能上升，崩漏自止也。

先期后期

先期者，木气之疏泄，崩漏之机也；后期者，木气之遏郁，闭结之机也。其原总由于脾湿而肝陷，木气郁陷，不得发扬，则经血凝瘀，莫能通畅，无论先期后期，血必结涩而不利。

其通多而塞少者，木气泄之，故先期而至。以经血上行，则血室不见其有余，必月满阴盈而后来，血陷则未及一月，而血室已盈，是以来早。其塞多而通少者，木不能泄，则后期而至。以木气郁遏，疏泄不行，期过一月，而积蓄既多，血室莫容，然后续下，是以来迟也。

桂枝姜苓汤

丹皮三钱　甘草二钱　茯苓三钱　首乌三钱　干姜三钱　桂枝三钱
芍药三钱

煎大半杯，温服。

治经水先期。

姜苓阿胶汤

丹皮三钱　甘草二钱　桂枝三钱　茯苓三钱　干姜三钱　丹参三钱
首乌三钱　阿胶三钱

煎大半杯，温服。

治经水后期。

先期后期桂枝姜苓汤二方按语：

按此方姜、桂二味，当审明脉象之寒热分别缓急轻重用之。

结瘀紫黑

经水结瘀紫黑，血室寒冱而凝涩也。血之为性，温则行，寒则滞，滞久则堙郁而腐败，是以成块而不鲜。此以土湿水寒，木气郁塞之故。庸工谓之血热，据其木郁生热，而昧其水土之湿寒，祸世非小也。

苓桂丹参汤

丹皮三钱　甘草二钱　干姜三钱　茯苓三钱　桂枝三钱　丹参三钱

煎大半杯，温服。

结瘀紫黑苓桂丹参汤按语：

按土湿、水寒、木郁，病之本也，木热者病之标也，木热正盛，姜、桂宜缓用为是。

经行腹痛

经行腹痛，肝气郁塞而刑脾也。缘其水土湿寒，乙木抑遏，血脉凝涩不畅。月满血盈，经水不利，木气壅迫，疏泄莫遂，郁勃冲突，克伤脾脏，是以腹痛。

中气不运，胃气上逆，则见恶心呕吐之证。血下以后，经脉疏通，木气松和，是以痛止。此多绝产不生。温燥水土，通经达木，经调痛去，然后怀子。

其痛在经后者，血虚肝燥，风木克土也。以经后血虚，肝木失荣，枯燥生风，贼伤土气，是以痛作也。

苓桂丹参汤

丹皮三钱　甘草二钱　丹参三钱　干姜三钱　桂枝三钱　茯苓三钱

煎大半杯，温服。

治经前腹痛。

归地芍药汤

当归三钱　地黄三钱　甘草二钱　桂枝三钱　茯苓三钱　首乌三钱

芍药三钱

煎大半杯，温服。

治经后腹痛。

经行腹痛苓桂丹参汤二方按语：

按此方无偏处。惟经前腹痛，炙草、姜、桂宜轻用，不宜重用耳。

热入血室

经水适来之时，外感中风，发热恶寒，七八日后，六经既遍，表解脉迟，热退身凉而胸胁痞满，状如结胸，语言谵妄，神识不清，此谓热入血室也。

以少阳之经，下胸贯膈而循胁里。少阳厥阴，表里同气，血藏于厥阴，热入血室，同气相感，自厥阴而传少阳。甲木逆升，经气不降，横塞胸胁，故状如结胸。君相感应，相火升炎而烁心液，故作谵语。肝主血，心主脉，血行脉中，血热则心病也。

盖经下之时，血室新虚，风伤卫气，卫气闭敛，营郁热发，热自经络而入血室，势所自然。宜清厥阴少阳之经，泻热而凉血也。

柴胡地黄汤

柴胡三钱　黄芩三钱　甘草二钱　芍药三钱　丹皮三钱　地黄三钱

煎大半杯，温服。

表未解者，加苏叶、生姜。

热入血室柴胡地黄汤按语：

按此方无偏处。

杂病根原

妇人之病，多在肝脾两经。土湿木郁，生气不达，奇邪淫泆，百病丛生。而阳虚积冷者多，阴虚结热者少，以其燥热在肝胆，湿寒在脾肾，土湿木郁而生表热者，十之八九，土燥水亏而生里热者，百无一二也。

带下

带下者，阴精之不藏也。相火下衰，肾水渐寒，经血凝瘀，结于少腹，阻格阴精上济之路，肾水失藏，肝木疏泄，故精液淫泆，流而为带。带者，任脉之阴旺，带脉之不引也。

五脏之阴精，皆统于任脉，任中阳秘，带脉横束，环腰如带，为之收引，故精敛而不泄。任脉寒冱，带脉不引，精华流溢，是谓带下。水下泄则火上炎，故多有夜热骨蒸，掌烦口燥之证。

而下寒上热之原，则过不在于心肾，而在于脾胃之湿。盖气根于肾，坎之阳也，升于木水火而藏于肺；血根于心，离之阴也，降于金水而藏于肝。金性收敛而木性生发，金随胃降，收敛之政行，离阴下潜而化浊阴，是以气凉而水暖；木从脾升，生发之令畅，坎阳上达而化清阳，是以血温而火清。阳不郁则热不生，阴不郁则寒不作也。土湿则脾胃不运，阴阳莫交，阳上郁而热生于气，阴下郁而寒生于血。血寒，故凝涩而瘀结也。

仲景温经一汤，温中去湿，清金荣木，活血行瘀，诚为圣法。至于瘀血坚凝，则用土瓜根散，精液滑泄，则用矾石丸，法更密矣。

温经汤

人参三钱　甘草二钱　干姜三钱　桂枝三钱　茯苓三钱　丹皮三钱
当归三钱　阿胶三钱　麦冬三钱　芍药三钱　芎䓖二钱　茱萸二钱

煎一杯，温服。

治妇人带下，及少腹寒冷，久不受胎，或崩漏下血，或经来过多，或至期不来。

阴精流泻，加牡蛎。瘀血坚硬，加桃仁、鳖甲。

带下温经汤按语：

按带下之病，阴精不藏一语尽之矣。阴精不藏，由于土湿中虚，木气偏于疏泄，金气收敛不住，此理之至正，而事所常有，必至不藏之甚，然后相火浮逆，不能归根，乃可言到水寒。仲景温经一方，达木滋风，以止疏泄，温中去湿，以运升降，立法固备，但须审查究竟何气偏盛。为中气偏寒，则用干姜，木气偏燥，则归、芍、胶、冬，不可照方板用。用经方而见过者，不审病情现在何气偏盛故也。如从稳妥普通四字立方，莫妙重用山药，兼用阿胶、茯苓、白果、白糖补肺气之收敛，止下焦之疏泄，去湿、调中、养木为妙，见效甚速。

骨蒸

骨蒸者，肝木之不达也。肝木生于肾水，阳根在水，春气一交，随脾土左升，则化肝木。木气升发，和煦温畅，及臻夏令，水中之阳，尽达于九天，则木化而为火。木火生长，是以骨髓清凉，下热不生。水寒土湿，肝木不升，温气下郁，陷于肾水，则骨蒸夜热，于是病焉，以肾主骨也。

肝木郁陷而生下热，则胆木冲逆而生上热。肝木下陷，必克脾土，胆木上逆，必克胃土。脾胃俱病，上不能容而下不能化，饮食减损，肌肉消瘦，淹滞缠绵，渐至不起。

庸医不解，以为阴虚，率以滋阴泻热之剂，愈败土气，土败阳伤，无有不死也。是宜燥土暖水，升达木气。木郁条达，热退风清，骨蒸自愈。原非阴虚血热之证，清凉之品，未可过用，以伐中气也。

芩桂柴胡汤

茯苓三钱　甘草二钱　丹皮三钱　桂枝三钱　芍药三钱　柴胡三钱
半夏三钱

煎大半杯，温服。

热蒸不减，加生地、黄芩。蒸退即用干姜、附子，以温水土。

骨蒸芩桂柴胡汤按语：

按骨蒸之病，虽由于水寒土湿，然当木郁热生及骨髓之时，阴液亏耗，土气薄弱，用药极多窒碍。茯苓去湿亦能伤津，芍药、丹皮清热，亦能败火，半夏降胃逆以生阴，而燥烈反伤胃液，炙草能补中土而壅满之性，不宜木枯之家。桂枝疏泄又妨收敛之气。皆土气薄阴液耗之故也。此方未能见效且恐见过。仍宜重用山药兼糯米、白糖、绿豆常常食之，俟中气渐复，土气渐旺，肺气渐充，收气渐足，热气渐退，然后用药调理为妥，盖土气薄阴液亏者，多不受药也。

胎妊根原

胎妊者，土气所长养也。两精相抟，二气妙凝，清升浊降，阴阳肇基。血以濡之，化其神魂，气以煦之，化其精魄。气统于肺，血藏于肝，而气血之根，总原于土。土者，所以滋生气血，培养胎妊之本也。木火以生长之，金水以收成之，土气充周，四维寄旺，涵养而变化之，五气皆足，十月而生矣。

土衰而四维失灌，脏气不厚，则木不能生，生气不厚，则火不能长，长气不厚，则金不能收，收气不厚，则水不能成。生长之气薄，则胎不发育，收成之气薄，斯胎不坚完。木火衰乃伤堕于初结之月，金水弱乃殒落于将成之时。

血生于木火，气化于金水，而土则四象之中气也，故养胎之要，首在培土。土运则清其火金而上不病热，暖其水木而下不病寒。木温而火清，则血流而不凝也；金凉而水暖，则气行而不滞也。气血环抱而煦濡之，形神巩固，永无半产之忧矣。

结胎

胎妊之结，生长资乎木火，收成藉乎金水。土者，四象之母，其细缊变化，煦濡滋养，全赖乎土。脾以己土而主升，升则化阳而善消；胃以戊土而主降，降则化阴而善受。胎之初结，中气凝塞，升降之机，乍而堙郁，冲和之气，渐而壅满。其始胃气初郁，滋味厌常而喜新。及其两月胎成，则胃气阻逆，恶心呕吐，食不能下。迟而中气回环，胃土续降，然后能食。

胃土降，则心火下行而化水；脾土升，则肾水上交而化火。胎气在中，升降不利，乃水偏于下润而火偏于上炎。水润下者，火不交水而坎阳虚也；火炎上者，水不济火而离阴弱也。是故妊娠之证，下寒而上热，妊娠之脉，尺微而寸洪。

仲景《金匮》：妇人得平脉，阴脉小弱，其人渴，不能食，无寒热，名妊娠。寸为阳，尺为阴，阴脉小弱者，尺之微也。《素问·平人气象论》：妇人手少阴脉动甚者，妊子也。手少阴之经，循臑内后廉，而走小指，脉动在神门，神门，在掌后锐骨之中。虽非寸口，然太阴之左寸，亦可以候心，神门脉动者，寸口必动。手少阴脉动者，寸之洪也。推之，左寸脉动者，右寸必动，男胎动于左寸，女胎动于右寸，亦自然之理也。

十九难：男脉在关上，女脉在关下。男子寸大而尺小，女子寸小而尺大者，常也。胎气一结，虚实易位，大小反常，缘于中气之壅阻也。阴阳郁格，最易为病，法宜行郁理气为主，未可遽用填补之剂也。

豆蔻苓砂汤

白蔻一钱（生，研）　杏仁二钱　甘草一钱　砂仁一钱（炒，研）芍药二钱　丹皮三钱　茯苓三钱　橘皮一钱

煎大半杯，温服。

治胎孕初结，恶心呕吐，昏晕燥渴。

证缘中气郁阻，胃土不降，以此开郁降浊，清胆火而行肝血。内热加清凉之味，内寒加温暖之品，酌其脏腑阴阳而调之。

结胎豆蔻苓砂汤按语：

按此方豆蔻、杏仁、砂仁、橘皮行气之药太多宜减之。

堕胎

胎之结也，一月二月，木气生之，三月四月，火气长之，五月六月，土气化之，七月八月，金气收之，九月十月，水气成之，五气皆足，胎完而生矣。而土为四象之母，始终全藉乎土，土中阳旺，则胎气发育，十月满足，不至于堕。

盖胎妊之理，生发乎木火，收藏于金水，而四象之推迁，皆中气之转运也。阳蛰地下，左旋而化乙木，和煦温畅，万物资生者，己土之东升也；阴凝天上，右转而化辛金，清凉肃杀，万宝告成者，戊土之西降也。木升火化而胎气畅茂，金降水生而胎气坚完。生长之气衰，则胎堕于初结，收成之力弱，则胎殒于将完，其实皆土气之虚也。土生于火而克于木，火旺则土燥而木达，火衰则土湿而木郁。乙木郁陷，而克己土，土气困败，胎妊失养，是以善堕。

胎妊欲堕，腰腹必痛，痛者，木陷而克土也。木生于水而长于土，土湿水寒，乙木乃陷。三十六难：命门者，诸精神之所舍，原气之所系，男子以藏精，女子以系胞。命门阳败，肾水渐寒，侮土灭火，不生肝木，木气郁陷，而贼脾土，此胎孕堕伤之原也。

姜桂苓参汤

甘草二钱　人参三钱　茯苓三钱　干姜三钱　桂枝三钱　丹皮三钱

煎大半杯，温服。

腹痛，加砂仁、芍药。

堕胎姜桂苓参汤按语：

按此方宜加阿胶以养木气而助收气较妥。姜、桂燥动于收成之气，不无妨碍也。

胎漏

结胎之后，经水滋养子宫，化生血肉，无有赢余，是以断而不行。其胎结而经来者，必有瘀血阻格。缘胎成经断，血室盈满，不复流溢。肝脾阳弱，莫能行血，养胎之余，易致埋瘀。瘀血蓄积，阻碍经络，胎妊渐长，隧道壅塞。此后之血，不得上济，月满阴盈，于是下漏。按其胎之左右，必有癥块。或其平日原有宿癥，亦能致此。

若内无瘀血，则是肝脾下陷，经血亡脱，其胎必堕。若血下而腹痛者，则是胞气壅碍，土郁木陷，肝气贼脾也，《金匮》名为胞阻。

宜疏木达郁，而润风燥，漏血腹痛自止。

桂枝地黄阿胶汤

甘草二钱　地黄三钱　阿胶三钱　当归三钱　桂枝三钱　芍药三钱

茯苓三钱　丹皮三钱

煎大半杯，温服。

治妊娠下血腹痛者。

桂枝茯苓汤

桂枝三钱　茯苓三钱　甘草二钱　丹皮三钱　芍药三钱　桃仁三钱

煎大半杯，温服。

治妊娠下血，癥块连胎者。

轻者作丸，缓以消之。

胎漏桂枝地黄阿胶汤二方按语：

按此二方无偏处。

产后根原

产后血虚气惫，诸病丛生，病则永年毕世，不得平复。弥月之后，气血续旺，乃可无虞。盖妊娠之时，胎成一分，则母气盗泄一分，胎气渐成，母气渐泄，十月胎完，而母气耗损十倍。寻常不过数胎，而人已衰矣。母气传子，子壮则母虚，自然之理也。

但十月之内，形体虽分，而呼吸关通，子母同气，胎未离腹，不觉其虚。及乎产后，胎妊已去，气血未复，空洞虚豁，不得充灌，动即感伤，最易为病。胎时气滞血瘀，积瘀未尽，癥瘕续成者，事之常也。气血亏乏，脾虚肝燥，郁而克土，腹痛食减者，亦复不少。而痉、冒、便难，尤为易致，是谓产后三病。

血弱经虚，表疏汗泄，感袭风寒，是以病痉。痉者，筋脉挛缩，头摇口噤，项强而背折也。气损阳亏，凝郁内陷，群阴闭束，是以病冒。冒者，清气幽埋，不能透发，昏溃而迷罔也。津枯肠燥，阴凝气结，关窍闭涩，是以便难。便难者，糟粕艰阻，不得顺下，原于道路之梗塞，非关阳旺而火盛也。

总之，胎气生长，盗泄肝脾，土虚木贼，为诸病之本。土气不亏，不成大病也。

桃仁鳖甲汤

桃仁三钱　鳖甲三钱　丹皮三钱　丹参三钱　桂枝三钱　甘草二钱

煎大半杯，温服。

治瘀血蓄积，木郁腹痛者。

内热，加生地。内寒，加干姜。

桂枝丹皮地黄汤

桂枝三钱　芍药三钱　甘草二钱　丹皮三钱　地黄三钱　当归三钱

煎大半杯，温服。

治脾虚肝燥，木郁克土，腹痛食减，渴欲饮水者。

气虚，加人参。水寒土湿，加干姜、茯苓。

桂枝栝楼首乌汤

桂枝三钱　芍药三钱　栝楼根三钱　首乌三钱　生姜三钱　大枣三枚　甘草二钱

煎大半杯，温服。

治风伤卫气而病柔痉，发热汗出者。

葛根首乌汤

桂枝三钱　芍药三钱　甘草二钱　葛根三钱　麻黄一钱　首乌三钱生姜三钱　大枣三枚

煎大半杯，温服。

治寒伤营血而病刚痉，发热无汗者。

桂枝茯苓人参汤

人参三钱　甘草二钱　茯苓三钱　桂枝三钱　生姜三钱　大枣三枚

煎大半杯，温服。

治阳虚郁冒。

苁蓉杏仁汤

甘草二钱　杏仁二钱　白蜜一两　肉苁蓉三钱

煎大半杯，入白蜜，温服。

治津亏木燥，大便艰难。

姜桂苓砂汤

茯苓三钱　甘草二钱　干姜三钱　桂枝三钱　芍药三钱　砂仁一钱

煎大半杯，入砂仁末，温服。

治饮食不消。

产后桃仁鳖甲汤七方按语：

按方中惟桂枝一味，疏泄动阳，产后血虚，宜轻用为妥。

附录

山西考究中医办法议

督军令教育科文曰：人为国本，医学为发育人类保障人命之必要，是以先进诸国无不以医学为首务而特重视之。我国维新多年而医学进步独后。鄙人自秉政以来，调查所及人类之误于无医与庸医而死者，不知凡几。固人类之大悲，实学术之缺点所疑难者，学习中医乎，学习西医乎？学习中医则既无专精之教员，又无有系统之学术。西医则尽舍己从人，难造普及之药科。且历年以来观中医之适于中人者甚多，特少分科研究。亦以不学无术者滥竽充数，以致误人也。今拟以西医之精神改进中医之学术，特设专校分科研究。学生按区保送，学成而后归区服务，以期普及。希该科妥拟办法进呈核夺。知事窃喜，数千年黄岐绝学将有复明于世之希望也。岂非盛事哉。知事之愚以为：今日考究中医，实为古今世界之一大难事。一症也，甲以为寒，乙以为热，丙又以为风。一药也，甲曰入肝经，乙曰入脾经，丙又曰入肺经。一脉也，甲见为浮，乙见为缓，丙又见为虚。如此之类不可胜纪。群医聚谈言人人殊，相习成风，不求甚解。即有相合之处，大都仿佛疑似。无唯一系统。傅青主先生为极有学问之人，所著医书亦只曰：某用某药，并无精确之说明。近代诸家以及元明金宋诸家之说明者，又皆凭个人之聪明，彼此互异，不归大本。《灵枢》《素问》已非原书，《神农本草经》又不足信，旷揽古今从何下手？汉之张仲景得黄帝岐伯扁鹊薪传，著《金匮》《伤寒》两经，始立中医治内伤外感，病脉方药之准，示后学津梁之路。中西医家称仲景为医中之圣。仲景之书散失于兵燹之余。晋王叔和搜集而编之。篇次紊乱，后世之读仲景《伤寒论》者皆读篇次已乱之本也。篇次已乱为非，上哲自难索解。后世医书如此之多，持论如此之杂，无真正系统，无精确之说明，殆始于此，此后则日趋日下矣。督军欲设校分科后事研究，何异乘无罗针之船航行大海而求东西南北乎？此知事所以疑此举为大难也。历代皆有召修医书考究医学之事，人才之众，款项之多，规模之宏，莫如前清乾隆年间召修《医宗金鉴》为极盛。《医宗金鉴》集医书之大成，亦只能从参考之助，仍无真正之系统精确之说明，不能作教科书之用。光绪年间，北京设立医学堂，派大臣陆凤石先生管理之。宣统初前广西巡抚柯逊庵先生请设武昌医学馆，皆以政府之力量办理。至今仍无成效。不过多选几部文理优秀之书令学生读记而已。光绪三十二年，山西按察使丁衡甫先生在省城创设中西医学馆，招中西医学生八十名。五年毕业，靡款十万亦不见效。督军欲举唐宋以来考究无效之学术以西医之精神改进之，无论人才、款项，无修《医宗金鉴》之时多，即有之不过又出一部《医宗金鉴》而已，于学术仍无补也。不过设一处北京医学堂而已，武昌学馆而已，于学术仍无补也。况陆柯两公皆以能中医名者乎。分科考究以图改进一节，知事意见更不敢以为然。东西哲学家尝谓近世治病分开部分为不合生理矣。又谓治物质机械的方法不合治内体矣，又谓治病之直接原因在元气并不在微菌矣。中医学理根据气化，人受气则生，气滞则病，气绝则死。气绝之后仅存形质。舍自然之气化凭部分之形质，西医治内科不及中医之故全在乎此，考究西医于解剖求之，考究中医须于脉气存在之时求之。阴阳五行之称无非气化作用之代名词，精理妙用亘古不磨。学人讥之不足辩也。不惟身体部分原是一气不宜分科考究，分科则考究不出也。督军果欲设校考究，知事请分三期办理。

第一期办法先设大医院一处，召集知名医生，凡有病症照西医院办法住院医治，承医医生具承医状，担负完全责任。不具状者不得承医。凡治一病一人主治众人参考，看护之役医生分任，一药下咽脉相如何变动，证候如何转移，医案如何应验，大家实地研求，如伤寒之脉紧即大家实地研究脉紧之真相，如伤寒用麻黄汤即大家实地研求麻黄汤之药性，如伤寒项强恶寒即大家实地研求项强恶寒之病理，如金匮治虚劳用建中汤，建中汤以苦寒之芍药为主即大家实地研求虚劳何以重用芍药之义。互相问难反复证明各就经过事实录成笔记，一病一脉一药务以达到所见皆同所治皆效，明确定一而后已。医生之文理优秀有所发明、治愈之病独多、立论皆验者为上等随时比较，三月一选，一年一大选，优者推为院长，上等者副之，不列上等者不得留院，愿在院学习者听之，留院者担负编定教课书的责任。

第二期办法除第一期办法照常外，取最行世之医书以本院经过辨脉辨证辨药正验确定之记录为标准，编订山西医院中医内科教科书两部，文话者一部，白话者一部。白话者一部务取统系一致，说明精准，一洗从前纷杂疑似之陋。仲景《金匮》《伤寒》两经为医方之鼻祖，病症悉备，用药只二百四十品，常用之药不过百品，较后世收入药性一千八百八十品仅十分之二。教科书于药性一门皆取《金匮》《伤寒》所有及近时普通常用者为限，不必遽事繁多，致滋纷歧。文话者以能发古圣妙义为旨，白话者以普通人能看得了者为归。

第三期办法，教科书编就之后，仍由各县考选学生，每县数人住院学习至明白医理娴熟，医法无病不能治愈方予毕业，令其回县组织养病医院，凡向来业医之人就各地医院抽入考验，能造就者留院学习，不堪造就者不准行医。第一期办法最难，如第一期办不到则第二期便无办法，一期二期办不到则第三期更无办法。不先办第一二期而遽招生，学习何以异于乘无罗针之船，航行大海东西南北不知而曰：我能引尔走不错路，走得到家乎？甲辰冬陆公管理北京医学堂时，赵次珊先生曾荐知事入堂以备咨询。庚戌春武昌医学馆成立柯逊庵先生亦招知事商取意见。知事皆以分三期办法为请，皆以为难不蒙采纳。此知事所以疑督军考究医学之举为大难也。

　　知事业师张铁青先生宦内务部知事，来晋时京师白喉证渐起，知事曾留治白喉证说明书以备卫生科采用。大概谓白喉证如病热证脉必重按轻按皆有力，虽肉烂筋缩不至于死，清热之药少进即愈。如病寒证脉必虚细，重按无有，气逆心慌，其死甚速，宜大补中气。若服寒凉，药下咽即危。知事到晋时一月，师病白喉，气逆心慌，医者进一寒凉腹泻而逝。知事上年署介休县时，白喉证流行甚厉，民间因服养阴清肺汤死者甚多。知事下乡为民间珍视，见脉皆中虚，并无肺热，乃用《千金》方炙甘草一味广为示谕，南乡龙凤村村长在公社煎备炙甘草汤，病者到社取饮，立愈。该村有某孙童病已十日，服炙甘草至数两亦得保全。介休龙凤村实调查可得也。如照第一期办法则炙甘草何以能愈白喉，养阴清肺汤何以服之反死？便可就病症脉象药性，医生聚于一处，实体研求穷其原委。去年山西防疫事起，各国医学大家考究皆谓疫有防法无治法，知事曾上督军治疫书说病理方法言之极确。时旅长孔云先生带兵驻霍，见知事治愈病兵甚多，旅长叹曰：惜治疫一书不见也。如照第一期办法，中医究竟能否治疫便可明白共见，便可少死有病不得医治之若干人民也。航海而无罗针无以辨东西南北，今日之考究中医是亦不先求罗针而求东西南北也。知事所拟办法第一期求罗针也，第二期定航线也，第三期教航行也，夫而后走不错路也，夫而后走得到也。中医之坏坏在分，又坏在不踏实，如设养病医院，令病人医生药性医书聚于一处，实地研求，务必达到所见皆同，所治皆效而后已。分者合之，不踏实者实之。气化虽虚，不难共信医理，虽深不难揭出。西医之精神改进中医之学术不如以西医之精神进求中医之真知为得也。中国医学非科学盖哲学也。知事尝考西医诸书，有美国纽约大学教授医学博士史得朋君之言曰：于事实上医师经验愈久者愈致疑于药之效用。英国医学博士奈倍尔君于 1867 年 6 月 27 日在伦敦医学专门学校讲演曰：余自为医师二十七年，可自白曰医学在诸学中最暧昧不明之学问。美国市俄古大学教授窦比斯博士之言曰：余自白衷心 30 余年之日月所得医学上之原理皆不真确，余今可断定人身组织中不能起化学的变化，用药必无益处。世界名医悲观医学前途之言类比者甚多。盖已见徒求物质之非，而将消息于中医气化之征矣。

　　督军政治进行坚持无懈，令人敬服，今欲设专科学校以考究中医，如照知事所拟办法办去向之诟病。中医为毫无确据者自然处处皆见确据。以督军之诚心毅力，行见数千年黄岐绝学放大光明于山西照耀于世界也，岂非盛事哉。非然者，盲以导盲，中医不能存在于世界之论调固无怪其日炽也。

霍县知事彭承祖谨议
民国七年十月

上山西督军兼省长阎公书

昨以鼠疫发生具陈管见，以此症系中气虚肺气逆，脉象必虚，不可服发汗泻下寒凉等药。近日细阅关于疫症报章一则曰：西医研究无法治。再则曰：中医尚无把握。又曰：服雷击散甚效。又曰：服雷击散不效。昨读洗心社印发药方并述病情曰：其症皆热无寒，赤眼、发颐、顶肿、颈长结核、咳嗽，无非热毒迫血所致，而不及于脉象。夫赤眼发颐顶肿颈长结核咳嗽皆为肺气上逆之症，已明白无疑。结核则中气虚极血脉壅塞结而不散，故核见耳。此论关系极大之处即在皆热无寒，无非热毒一语，使果皆热无寒，从来只有中虚气脱致死最速，断无病热证而死速者。即系热证则清热之药甚多，何以服之亦不见效？承祖以为此病要点全在要分别究竟是虚证，究竟是实证，究竟是真热证，究竟是假热证，脉息究竟如何。现象虚实真假分别清楚。则服雷击散既有治愈之人，可见此病断无不治之理矣。所难者分别不出耳。热心人愈多，救治之方药愈杂。指南无针进行何所凭藉乎？承祖昨在介休任内闻民间病白喉多服养阴清肺汤后，腹泻烧加，昏迷而死者，承祖亲到民间诊视，脉息皆浮薄而虚，乃刻方数万张，只炙甘草一味，病轻者三五分钱，病重者三五两，服者下咽立效。承祖更以刻方分寄霍县汾西，今调查霍县汾西春初病白喉证服炙甘草一味者，无不立效。人见上部之实，不知下部之虚，见外部之热，不知内部之寒，比比皆是。阴阳升降之理，气化回旋之机，本极隐微，加以天地邪气戕贼为灾。固无怪中医歧途之多也！

西医不求气化之学，其视此症为无治法，本无足论。大凡疫症发生时，天地之气既偏，人身中气断无不虚之理，白喉证服炙甘草立愈，此理已显明可知矣！养阴清肺汤寒凉之药，中虚者服之下咽即泻，一泻而热加，再泻而脉促，此时眼红、舌焦、唇裂、鼻黑、气喘、身烧、昏迷、烦燥，医家伙见此，盖用凉药，不知下部根本之火悉逆于上部，中气复为凉药所伤，不能回旋，一入此境，遂至无药可治，不过一日即死。承祖在介休所亲验者也。西医谓疫症重时热度增高，脉息增数。热度增高则下部必寒，脉息增数则中虚将脱，与承祖所见亦甚相合。

承祖谓分别究竟是真热究竟是假热，究竟是实证，究竟是虚证，实为现时治疫惟一无二，宜急解决之点，解决明白，治法易易耳。此病初起之日现症如何？脉象如何？次曰现症如何？脉象如何？临死现症如何？脉象如何？服药方后见效者现症如何？脉象如何？服某方后病加重者现症如何？脉象如何？报章所载皆不详细，无可考证究竟是实是虚是寒是热，大家含糊不思，彻底研究以拯民命可乎哉。西医谓为肺瘟，承祖谓为肺气逆亦差不甚远，何以瘟热在肺即无治法耶？中医伤寒温病千奇百怪皆有治法；明知瘟气在肺即谓为无治法然乎哉！此病以解剖学考之，人死之后肺部自有瘟热证据，至于中医所谓肺气上逆因而生热之理与肺气上逆源于中虚之理，惟据脉象乃可考证而辨别，脉象又无人人共见共信之据。人死之后剖解寻求气已消灭，脉更无存此。西医所以不信中医而中医之道所以若存若亡，使今日罹疫人民陷于不必医治之惨境也。是不可不作确切之调查，为确切之研究，立确切之定论，示确切之治法。纵不能施治于病重之后，何至不能施治于初病头痛之时。现值立春尚未得雪，正疫症盛行之会，慨叹民生何辜遭此。承祖前曾从事于北京民政部医院见中医最确之理最效之方皆沦亡于似是而非之境，年来徒抱隐忧，今日想像疫地人民不得一为援手，切肤之痛，仰天吁嘘，承祖不揣固陋，拟恳赏派前往有疫地方，切实调查与医家商量寻出确切办法，以冀谋得救治之助。如蒙俯霍县地方安靖，一切政治均已筹备就绪，承祖往返不过两月，日行事件即承审员仇翰垣代行，承祖为保卫民命起见，临颖不胜迫切待命之至！

上山西洗心社赵次陇先生书

近日迭奉省宪防疫命令并细阅关于疫症报章防治之法，诚善矣！何竟以西医无法治一言，并不于防治之外，设法探求，而亦付诸不必再治之列，使病疫之人无复生望也，阴阳互根之理，太极变化之妙，四时迭乘之序，五气分合之道，无凭无据玄而又玄。剖解求之更无痕迹，西医所斥，夫复何言中医对于此症立论立方又多，脚痛治脚头痛治头之习，于气化原理少有了解。承祖郁郁于中，窃以欲治疫症，其治法全在阴阳气化之间也。一年十二节气，冬至而后曰小寒曰大寒，天地之气寒则收藏，大寒之时藏之至也。以内经六气考之，此时正寒气司令之时，内经曰冬伤于寒，春必病温，言初阳之气于当藏之时宣泻，拔起不能蛰闭，伤其冬日潜藏之气，阳气先时而升，一近春令变成邪热，于是春日感冒遂成温病，历来医家均把冬伤于寒之寒字认为风寒之寒字，以为寒气久伏交春始发，凡诊此症皆用散剂，又以为发热眼红是火，又用凉剂，又以为毒在肠胃且用下剂，药一下咽，热加脉数，遂成不治之症，白喉证之义亦与此同。而世间治白喉证之误亦与治温证之误无殊，推而及之，于治今日所谓百日咳，所谓鼠疫之误亦犹是也，盖皆冬至之后藏气不足，初阳之气宣泄于外，冬时阳气内藏乃次年藏气之本！阳气伐削，本气空虚，天人同气，人到此时中下之气率多不足，天气不降而升气过之，空气之中全是天地之病气，人感天地之病气，惟中气强足之人，回旋建运，升降得平不至受病，中气不足，触犯此升发偏胜之气，以类相从，有感斯通下部之气悉壅于上部，下部命门之火亦腾于上部，上实下虚得病之初头痛怕冷身酸恶心呕吐，发热表里皆郁。表郁则身酸头痛怕冷发热，里郁则恶心呕吐。此时中气被迫无力旋转，下部之气外腾于上，肺本主降，体质清虚，肺气降得下去则逆升之气与逆升之火登时降而归原，中气松缓徐亦复旧，中气过虚不能转运，肺无降路，肺不降则益逆，于是逆腾之火集于肺家，有升无降眼红如醉，顶肿发颐，口渴衄血咳嗽病遂渐入险境，险者肺逆中虚。中气能复，肺气能降，下部根本之大腾而上者尚能降而复原，到此时间难复原也。如中气虚竭，肺逆不降，下部收藏之气全行灭绝，命门之火悉数逆升，酝于肺部，中下之气又合并而逆于上部，此时中部下部之气既灭，遂成死证。凡烦燥目瞑鼻黑舌裂唇焦吐血昏迷，一观此症中气已亡，无法可医，不过一日即死。未现死证之先将入险境之时，补中降逆尚赶得及，不使中下之气悉腾于上，必不至死，若初病之时，一见头痛怕冷，立刻调中降逆，不使中气益虚，肺气益逆，强中御外，立刻无事，决不到遽入险境。惟疫症既感天地之偏气，一病之后中气必因之益虚，转症甚速，致死极易，易于死者死于中气之脱也。中医治此等症不解中虚肺逆之理，下部之火逆升之，故以为是火，尽用一派凉药，以为是毒，又用一派霸药，中虚而用凉药霸药未有不死者也。西医不明气化只以形质求之，本是气化之病于形质求之，求之不得则曰无有治法。中医方药又不本中虚肺逆之理，凡凉药散药下药皆足使中气益虚，致死益速，遂亦不敢断为确有治法。承祖于中医学术幸承家传窃有昌明医学之志。昨曾具禀省长，肯作确切调查以立救治之标准，非得已也，夫雪多年不病疫症者何也。天地之气交合深透，元气深藏不失其正，人身之气亦已强固也。立得透雪而疫症即灭者何也？宣泄之元气复而潜藏深固，故不病也！故春温白喉鼠疫无非虚证，然本虚而标未尝不实，治此证者知其虚以求其实，是为上工，治其实不犯其虚是为良工，治其实以益其虚至死不解何故则庸工也。病原菌者，因病生菌，非菌生病也，不明致病之由，并不知世界有气化之学，第据有形质之菌，遂将古圣人不可磨灭之理，不可磨灭之法，一笔抹然，可惜殊甚！西医原无治法，故以为无治法也，中医原有治法，而治之者不得其法，遂以谓无治法也。邪气由地上升，鼠先感受，故鼠先死，乃谓由鼠传染而来，何以朝见鼠疫于口外暮即传至天津也？承祖以民命所关，既有所见何忍不言，而言皆迂腐，告语无门，哓渎之咎不敢辞也，总之疫症亦伤寒之一，伤寒因天时人事之偏，而天人之元气未伤，故虽病不即死。疫症固天时人事之偏而天人之元气已伤，故一病即易死，甫觉头痛即吐血而亡者，得病即脱也，既经头痛经数日而亡者，数日始脱也，连日综核报章公牍所载疫症病状，按之此理无处不合，谨拟防治方法另函呈阅。

喉证治法问答

今年夏本县酷热甚于往年，民病喉痛，予诊视命服大黄芒硝各五分，研末噙咽未尽剂痛即止。又有喉痛者予诊视命煎服阿胶三钱，次日亦愈。或问曰：冬日病喉何以不用硝黄不用阿胶而用炙甘草？夏日病喉何以不用炙甘草而用硝黄阿胶？答曰：皆热逆也，热逆脉细有力中气不虚，故用硝黄以降逆，仅用五分噙咽，中病则止，不下大便，不使损伤中气致生他变也，热逆而脉气干枯故用养血之阿胶以润之，热逆而中气虚败，故用炙甘草以补中气。中气者，阴阳升降之枢府，气血变化之根本，人身之生命力也。造化之气，春生夏长，秋收冬藏，春温夏热秋凉冬寒。夏时喉痛为顺冬时，喉痛为逆，顺者中气不亏，逆者必中气先败，未有中气不败而病重者，服药下咽腹泻病加而人死者，皆中气为医药所铲除也。问曰：既用芒硝大黄阿胶何以不用养阴清肺汤？答曰：养阴清肺汤错点有二，药力伤耗胃气，易生他变，错点一。喉证根源不在肺而治肺，错点一。硝黄寒下仅各用五分研末噙咽，中病则止不攻大便，热退而胃气不伤。阿胶滋润不伤胃气，其用意虽与养阴清肺汤同，其有益无损处，养阴清肺汤实所不及。如其喉痛四五日不大便，芒硝大黄加倍用之，更加阿胶五钱或至一两，大便微动即止，不令再便，取效亦较养阴清肺汤稳妥。至若喉痛而气逆心慌脉气薄弱，不急用炙甘草以补中降逆，而用寒滑以泄中气，未有不腹泻热加以至于死者。大概冬日喉痛亦有用硝黄阿胶者，用炙甘草时较多。夏日喉痛亦有用炙甘草者，用硝黄阿胶较多。但硝黄禁用汤剂，汤剂过病易生腹泻致蹈危险也。问曰喉证何以忌发汗也？答曰：无论何种喉证皆为热逆，热逆者津液必亏，若再发汗则津液竭而人死也。

彭子益可靠十三方和五行解

霍乱方

用百龄机一二片，化水服下即效。如服下只见效一半者，可认明寒热，寒证用理中丸三钱，服下即效。热证用三黄汤，大黄、黄连、黄芩各一钱，捣碎开水泡服即效。购不出百龄机之处，可用擦背心法，擦法详后。

霍乱一证，无论寒热皆有滞气，百龄机通理滞气，无微不到。力大性平，不伤元气，承祖用百龄机通滞，极效极稳，不过微伤津液耳。滞气一通寒热自和，故服下百龄机后，多有愈者。若不痊愈者，必寒热甚重，非理滞所能奏功，故用理中丸以温寒证，用三黄汤以清热证。万不可用藿香正气散，耗伤元气，以致不救。分别寒热之法，可凭外证分之。口鼻气热，大渴大饮，舌有干黄苔者为热证。口鼻气平，微渴不饮，舌无干黄苔者为寒证。热证误服理中丸，以三黄汤救之，容易挽回，寒证误服三黄汤，一泻而脱，以理中丸救之，恐来不及也。舌有干黄苔者为热，舌无干黄苔者为寒，系单指时行外感之病而言，如内伤阴虚，多有舌白而内热者，法当清润之品以养之为要。

水泻方

平胃散三五钱，服二三次即效。

水泻之病，惟此最灵。因其温通滞气，不伤正气之故。

痢疾方

初病速服立见功效，久病不宜服。

罂粟壳、生大黄、条黄芩、川乌头、杏仁、生甘草各一钱。

共研细末四分重为一剂，白开水送下立效。

此方大升大降，以理滞气，服后小便通畅即愈，寒热并治。初病即须速服。如病痢疾日久，不可服也。因久痢内脏虚损，须酌用补法。凡每年夏天必病痢疾者，亦内脏虚损可用黄雌鸡一只，不着盐，加绍兴黄酒少许，煮熟连汤淡吃，即效。

如初病服罂粟壳一方，见效之后仍发作者，此为肝阳不足，可用椿树叶煮浓汁热服，再用此叶垫在肛门，小便自利而愈。如无椿树叶，用淡鸡连汤吃亦佳。

如痢疾大热大渴者，宜服三黄汤，其脉必洪大而实矣。

疟疾方

生龙骨、云母石、常山根各三钱，研细末，病发前一点钟开水送下，分三日服完。

此方系通刷脊骨两旁大动脉管大静脉管，以开阴阳升降之路之法。此两脉管为一身升降之总机关。升不上来则作寒，降不下去则发热，此处停有垢腻，故升降不通而病疟，此方通刷之力甚大，故见奇效，不论虚实寒热皆宜。

时行温热证发热不退方

乌梅白糖汤一茶碗热服。酸菜汤热服更妙。此二方如不发热而反恶寒者忌用。

此方稳妥而有神效。如舌上有干黄苔者一二块者，须加生大黄末一二钱，分三次吞下乃效。因其热已在胃，非大黄清胃热不可。如舌无干黄苔而热不退，是热不在胃而在荣卫。酸味之品，最解荣卫之热故也。此等病证误服寒凉，腹泻不止则死。承祖以酸菜汤乌梅汤治愈温热病甚多。此病忌寒凉药与伤津液之药。

此方治久晴不雨之时证发热，十有九效。如雨多之时证发热，不尽见效。因久晴气散，药宜酸收，久雨气聚，不宜酸收，且宜凉散矣。气散病虚，气聚病实，天人同气之故。

喉证要诀

病重而神色清明者，此中气大虚，用党参炙草可挽回，一沾凉药，必一泻而脱。病重而神色昏垢者，此有肺热，宜清肺热，虽清肺热，亦须顾着中气，不可使泻，方不误事。因人身上焦之气，不可一息不降，下焦之气，不可一息不升，而中气为升降之轴，中气不足，故降不下去而病喉证，所以喉证服炙甘草多愈者，中气大虚，并无火邪，故喉证病重而神色清明也。虽神色昏垢为热，亦因中虚不降之故，故清热亦宜顾中。清热不顾中，所以服养阴清肺汤后常有腹泻热加而人死者，腹泻何以热加？因人身相火，由上降下，腹泻则中气全脱，尚在下降之相火亦全行不降，火不下降则现热，故先热加而后死耳，所以承祖谓凡病发热，因服凉药清热热反加者，急须以补中药救之，此要诀也。

喉证方

喉证须分寒热，不可都用养阴清肺汤。分寒热的方子可用炙甘草一二钱，煎服试探，服后觉痛减者，为寒。服后觉痛加者，为热。如是寒证，再服炙甘草一二钱，荆芥五分即愈。如是热证，须再分舌上有无干黄苔。舌上有干黄苔者，用生大黄末五分，吹痛处，另用芒硝、大黄各一钱或二钱煎服即愈。舌上无干黄苔者，不可用硝黄，此为阴虚肺热，可单用阿胶三五钱，蒸水分服，多服数次即愈。此即养阴清肺汤之证。而阿胶不寒中气，故较养阴清肺汤有益无损。养阴清肺汤之坏坏在寒中气而不知也。凡发热服凉药，热反加者，皆中气受伤之故，速用理中汤少加凉药以救之。

此病误治甚多，承祖对于此病经过多少困难，始立出此方。甚见功效。如因服养阴清肺汤以致腹泻热加者，以理中汤救之甚效。理中汤用生白术，生党参各三钱，炙甘草干姜各五分煎服。大概雨少风多之时，多炙甘草证。雨多风少之时多大黄证。与时证发热之理相同。此病无论寒热，治法总以不伤中气为要。

此三方乃治普通常见之喉证也。若是夹风夹湿诸证，须请医家诊断为妥。不过是服了凉药，热反更加，须补中之方救之一层，病家须提出向医家商量才好。因喉证是火四字，几乎众口一词，误认实在太多亦。擦背法亦能减痛。

遗精方

已病数年半月必遗者更见效。无梦者不宜服，初病未及二年者去麻黄。

桂枝、麻黄蜜炙透，炒杭白芍各一钱，炙甘草五分，大枣三枚去核，冰糖一钱。

临卧前水煎服，如服后出汗者，麻黄减半用。立夏后秋分前，七日服一剂，寒露后谷雨前，两日服一剂，服后腹内有声响者即效，腹内发热者加枯黄芩三钱。作丸药亦可。

遗精之病，人谓精满自遗，非也。遗精既久，经脉道路必有干塞之处。半月一遗者，至期必遗。一月一遗者，至期必遗。精乃饮食所化，积精化气，精气化神，升降变化，无有满时。经脉有干塞之处，饮食所化之精，积至习惯遗出之时，为经脉干塞之处所阻。不能升降化气，是以如期遗出。此方专在调通经脉，滋润经脉，培养中气以助升降，使血管之升降全通，使精全能化气，故愈也。万不可用涩药补药。越涩越滞，越补越滞，越滞越遗，无愈期矣。人身中气如轴，经脉如轮，中医之理根于河图，河图者中气运于中央，四维之气运于上下左右，盈虚变化，一气循环。仲景医法，全本此旨。人生一小天地，河图者，天地气化升降之代表。此方本此立法，故治遗精有独效之奇妙。承祖治遗精之病，几欲术穷，近年来始于此方得奏全功。临卧前擦背心以助药力更妙，三日一擦。如遗精虚惫者，一面服药，一面阿胶炖黄雌鸡。黄雌鸡一只，阿胶一两，黄芩三钱，绍兴黄酒四两，水一大碗，微火炖，加葱姜盐料，空腹吃，分作三日吃完，多洗澡擦背尤妙。

便血方

擦背心法亦可兼用。

侧柏叶、黑荆芥穗、当归、川芎、炒杭白芍、猪苓、干生地各三钱，研末蜜制为丸，空腹服三钱，白开水送下。

此方养血药中，有升降开合之法，能将血管理通，极稳极妙之方。承祖用之极效。如每年立冬前后必发者，可于立冬前三四日，服此方之外加服附子理中丸一二钱。但附子理中丸只可服一二次即止。此方须服一月半月也。立冬空气转寒，压力甚大，人身血管，受空气的压力，往下收缩，便血乃血管不通之病，加以收缩，愈觉不通，故立冬必复发。附子理中丸，温升之力可以制寒缩之偏，故愈。附子理中丸，燥热伤血，故不可多服。

妇人调经方

擦背心法宜兼用。

沉香、檀香、草蔻、白蔻、肉桂、附片、细辛、干姜、生大黄、枳实各一钱，黄芩二钱，生地一两，泽兰叶、炙甘草各七钱共研细末，蜜制为丸，每丸一钱重，每日晚饭后服一丸，临卧前服一丸，白开水送下。

月经之病，不外一个滞字，经脉一滞，升降不通，上则偏热，下则偏寒，血液渐枯，中气遂败，中气一败便难治矣。此方通滞养中，寒热并治，故见殊效。妇科药方。多用当归川芎，不知温补之害，于调经调法大不相宜。承祖用此方以来，十有九效。其功甚大，不可轻视。凡有滞涩之病，不分何病，不分男女，皆可服。

女子调经方

黑豆一把，煮水代茶天天服之即效，鲍鱼汤亦效，上列便血方亦可煎服。擦背心法兼用亦妙。

现代女子，俱是天足。气血流通，血分之病，当较从前少矣。

妇人带证方

饮食如常者，单用枯黄芩一味，泡水代茶，热吃即效，饮食减少者，单用生山药一味，煮成稀粥，温吃即效，服一星期，无不效者。服山药后，嗳酸者，此有肝肺邪热可用黄芩茶解之。太空之气，寒则收敛，热则疏泄，人身之气，亦复如是，带证即收敛不住之病，黄芩最清肝肺之热，热退即收，山药之性收而不涩且补肺胃，故均见效。此病不可用除湿之药，以伤津液。

妇人血漏方

月事常常漏下，饮食减少者，每日用鲍鱼两个，煮熟连汤服数日即效。

此方奇效，用此物补肝血之力大，又能通滞气也。如饮食如常此非虚证，乃肝肺有热，可单用黄芩代茶，热服即效。或单服阿胶即效。

小儿发热方

小儿发热，实证甚少，虚证甚多，须数日不大便，便则干黄者，方是实证，实证单用生大黄二三分，煎服便润即愈。此千百人中难见一个。此外皆中气虚之证也。虚证用炙甘草五分，乌梅一枚，薄荷叶一片，煎服得微汗即愈，十四五岁以内皆宜，可加数倍用之。

小儿为纯阳体，这句话杀了小儿不知多少，认小儿为纯阳，一见发热，便用凉药，脾胃一伤，大事去矣。小儿乃嫩阳，非纯阳也。如保赤散、回春丹，皆服后作泻，变证百出，万不可服。最好是莫服药，用擦背心法，极稳极效，不发热者忌乌梅。如因停食者，擦背之法尤妙，大便白色有渣与吐奶者，皆停食之证。

四十岁后失眠方

芝麻油一两　白面一两

加水一小碗，煮成稀糊，搅千百下，搅至水油不分，加白糖一勻，每早空腹吃一碗即效，如吃后嗳酸者，是胃间有热，用枯黄芩一钱，开水泡服即效。

老来失眠，乃经脉干枯，阳气下降之路阻塞之故。芝麻油滑利补益，同麦糊搅匀，其功用有不可思议之处。此方亦治虚劳血枯诸证，并治噎证，噎证第一忌酒，因酒伤胃液之故，人身水分与脂肪，和合则治，分离则病，水分属水，脂肪属火，中医谓失眠证为心肾不交，按之实际，即水分与脂肪不能合和，上下升降之路不通，故心气与肾气不能交和也。少年失眠，多属中气不足，于此方中，重加冰糖即效。承祖制此方治愈血枯胃弱不足诸证，不计其数，用代牛乳有益无损。牛乳鸡蛋，害人不少。此方吃后，总须热吃黄芩代茶，勿使胸中宽舒，不嗳酸味油味，方无流弊也。

擦背心法

背心在两膀架子骨（即肩胛骨）中间，不可靠下，先用大毛笔浇凉水，抹十余下，用干手巾擦之，左向上擦，右向下擦，作长形。两架子骨亦要擦，用力不轻不重，须在皮肉之间，匀匀地擦。脊骨宜轻擦少擦脊膂宜重擦多擦。擦至数十下，再抹凉水，连番十余次，擦后静卧，能睡着更妙。此法无论外感内伤，百病皆宜。因人身五脏六腑皆系于脊，正当背心地位神经中枢，大动脉大静脉总干皆在此处。此处如机器之总机关，全身神经血管，如各处小轮，此处擦动，则全身皆通，升降流利，复其自然，故诸病皆效也。如无大毛笔，用妇女理发用之软毛刷亦佳。法兰绒干手巾须未曾着过水者，方柔和适宜，否则将皮擦痛，不便再擦矣。先抹凉水，后再擦热，擦热之后，又抹凉水，抹凉水后，又再擦热，其中有再造之妙，欲研究卫生长寿者，以身试之，便了然也。

附出门养生方

早起刮舌恶心最伤真阴，人之暗受其害者不少。

夜卧不寐者，阳气亢也。夜卧不寐觉肢体有酸胀之处者，亦阳亢也。夜卧梦压者，咬牙者，梦中遗精者，睡着口流涎者，亦阳亢也。阳亢之病并非阳气有余，乃肝肺有热，灼伤津液，经脉干滞，阻碍阳气下降之路之故，可用失眠方（方在后）以滋津液，再用枯黄芩代茶热吃，以清肝肺之热，再用盐醋制川大黄，多蒸多晒，就枕时嚼吃黄豆大一二粒，以通滞塞，兼擦背心，自然阴阳调和，精神畅旺，百病不生，出门养生之良方也。妇人有此病者，亦可照此调理。

热极宜吃党参

晴多雨少多虚证，雨多晴少多实证。晴多而又极热，精神饮食因之减少者，气虚也，用生党参二三钱，嚼吃即愈。《内经》谓虚者气出也，实者气入也。晴多则气出，雨多则气入。此出入二字，即是散聚二字之意。承祖尝治天晴猛热而两手发生红疙瘩成片奇痒者，令吃生党参二三钱，即愈。可见《内经》虚者气出之证，但总宜凭脉断证。

五行名称之解释

以下六段乃承祖辛酉年在山西中医改进研究会附设医专学校所编中医系统学原理篇讲义，摘录于此。

五行者，春夏秋冬空气升降作用之名词也。夏季空气，其性浮热，有宣明之作用。冬季空气，其性沉寒，有封藏之作用。春季空气，其性温升，有疏泄作用。秋季空气，其性凉降，有收敛之作用。夏秋之间为长夏，长夏空气，其性居浮沉升降之交，具热寒温凉之全，位居中央，有运化之作用。以一日言，则卯应春，午应夏，酉应秋，子应冬。以四方言，则东应春，南应夏，西应秋，北应冬。宇宙之最往上浮者，莫如火，故古人以火为空气浮热之代名词。宇宙之最往下沉者，莫如水，故古人以水为空气沉寒之代名词。宇宙之最疏泄者，莫如木，故古人以木为空气疏泄之代名词。宇宙之最收敛者，莫如金，故古人以金为空气收敛之代名词，白金分两极重。宇宙之最居中运化者，莫如土，故古人以土为空气运化之代名词。由名词以求作用，由作用以求作用之性，无非升降变化而已。吾人向阳而立，上南下北左东右西，合宇宙之一身，潜心领会，自然明白也。人身之气，即宇宙之空气，人死曰断气者，断了空气也。初生下地，呱呱一声，即空气与人生元气相接之时，故曰：天人一气。

五行相生之理

春气由冬气而来，故曰水生木。夏气由春气而来，故曰木生火。长夏之气由夏气而来，故曰火生土。秋气由长夏之气而来，故曰土生金。冬气由秋气而来，故曰金生水。行者运化也。一气运行而有先后之分，故曰五行相生也。

五行相克之理

收敛之气制疏泄之气，故曰金克木。沉寒之气制浮热之气，故曰水克火。浮热之气制收敛之气，故曰火克金。疏泄之气制运化之气，故曰木克土。运化之气制沉降之气，故曰土克水。一气运行，而有对待调节之作用，故曰五行相克也。河图以顺序言则相生，以对待言则相克。

人身之金木水火土

万物秉空气而生，人为万物之灵者，人秉空气五行之全也。人身胸上应夏、应南，脐下应冬、应北，身右应秋、应西，身左应春、应春，胸脐之间应长夏、应中央。故火明于上，心气应之。水藏于下，肾气应之。木升于左，肝气应之，肝虽偏右气行于左。金降于西，肺气应之。胸脐之间为中央，土运于中，脾气应之。故曰肝属木，心属火，脾属土，肺属金，肾属水。此人身之五行也。太空之五行，太空一气之浮沉升降也。人身之五行，人身一气之浮沉升降也。行者运行之称，非有形之物质，故五行又称五运，左升右降，是圆的不是直的。

空气之中气与人身之中气

太阳地球向背一周，空气之浮沉升降于是全备。中气者，浮沉升降中交之气，物类有生之祖气也。人秉受造化之空气以生，实先秉受空气之中气然后生也。已发芽未出土之果核，发根之芽由上转下，发干之芽由下旋上，乃作环抱之圆体，此即感受空气升降之中气所生而成。空气之中气在地面之际，人身之中气在胸之下脐之上。太空之气，先有升降后又中气，人身之气先有中气后有升降。此先天后天之分也，非中气全亡不死。

中气旋转经气升降

人身有十二经气，六经主升，六经主降。升者由下而上，降者由上而下。升者由左而右，降者由右而左。降气由升气而来，升气由降气而来。上下左右之间，中气也。中气如轴，经气如轮，轴运轮行，轮滞轴停。中气左旋右转，经气即左升右降。经气不能左升右降，中气不能左旋右转。初结之胎有回纹环绕，便是旋转升降之雏形，动脉经脉一来一往，便是旋转升降之表示。不过气上行则血下行，气下行则血上行，故动干脉在左，静干脉在右。阳性明而阴性暗，故动脉之色赤，静脉之色蓝也。中气左旋右转，经气左升右降，是为平人。平人者升降和平，无病之人也。若经气当升者不升，当降者不降，是为病人。当升不升名曰下陷，当降不降名曰上逆。经气上逆下陷，皆中气旋转衰弱之故。始因中气旋转衰弱，以致经气不能升降，继因经气不能升降，中气乃欲不能旋转，中气少一分，即病重一分，中气全亡，人遂死矣。治病之法，无非辨别何经不升，用升何经之药升之，何经不降，用降何经之药降之，兼顾中气。中气不足兼养中气，中气之旋转复原于内，经气之升降复原于外。病自愈也。病者虚实寒热之分，治有补泻温清之法，而皆统于升降之中。经气升降左右皆同，但升经之主干力在左，降经之主干力在右。

空气之中有轻气，炭气，养气，淡气。轻气性往上浮，能自己燃烧，炭气性往下沉，能灭燃烧，养气能助燃烧，性亦上升，淡气能节制养气，性往下降。轻养淡炭四气和合谓之中性，中性者，不见为养，不见为轻，不见为淡，不见为炭，中和之气，万物之生气也，即中医所谓之中气也。四气分离，各见其偏，则为毒气。伤寒病死，肠必先破，中气消灭，只有毒气故也。时行病证，人死甚速，空气之中气少，毒气发现故也。空气之五行不可见，可于养轻淡炭见之。（整理者注：养气即氧气，轻气即氢气，淡气即氮气，炭气即二氧化碳类。即是整理，就要完全的显现彭子益先生当年的全貌。）

一个物体有一个宇宙，旋转升降是也，曰气涨，曰气压，曰离心力，曰向心力，曰疏泄，曰收敛，约而言之，亦升降而已。曰气涨，曰离心力，曰疏泄，皆升浮之意，春夏之意，木火之意也。曰气压，曰向心力，曰收敛，皆沉降之意，秋冬之意，金水之意也。木火金水，对待而不循环则毒，对待而又循环则中，故河图之数，水下火上，木左金右，土主中央，而木火金水四气之中，皆各含有中土运化之气，如无中土运化之气，则木火金水，各自分离，而成为毒气，宇宙之造化息矣。伤寒时行病证，数日即能死人，因空气不和，一气偏胜，气偏则毒，人身之中气弱者，感受太空之偏气，将人身旋转升降圆匀太和之中气，侵剥消亡，故死耳。其虽病而复愈者，人身之中气，虚弱不甚，感气偏离，医药能调之以归于中，故不死耳。其不病者，时行之空气虽偏，而本身之中气甚旺，不随空气以俱偏，故不病耳。

近世生物学家，研究生物原素，惊为毒素所成，盖已死之物，无有中气，故仅见毒素也。由毒气以求中气，中医之真乃出，中西之学乃通。

以上三段摘录中医系统学就西证中篇讲义。

丁卯春由灵石调署新绛，地方人士来问病求方者，日不暇给。因就普通最多病证中检出平日所用可靠十三方，并将拙著中医系统学原理篇就西证中篇，摘录数则，付诸石印，以资病家参考。

中华民国十六年丁卯夏至日彭承祖并识于山西新绛县署